醫道習慣

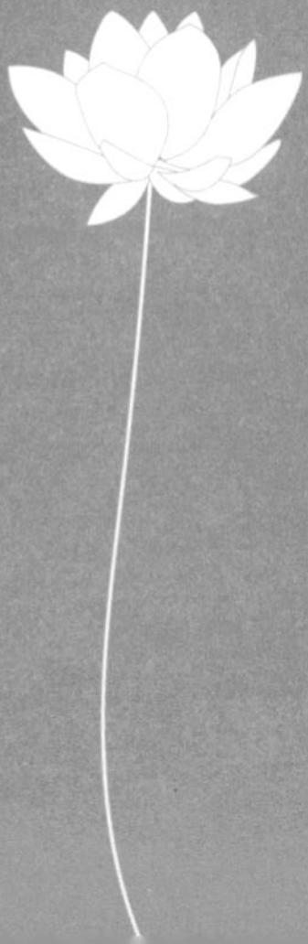

醫道習慣

心、身、情、食、寢，習慣成自然

蔡璧名

contents

目錄

推薦序

透過醫道習慣回到身心靈的家

陳麗珍 美國國家太空總署太空物理研究員

物理對我的吸引，是單純，通用於宇宙中所有的現象人物。神凝的重要，是單純，人人都可經由此路回「家」，回到身心靈的家。神凝，將注意力輕輕放在精氣往來的要道，從收緊和放鬆穴道周圍的肌肉來練習將在意收回自身。（出自蔡璧名《醫道同源》）

醫道習慣幫助你我將神凝化為生活的常態。

女兒出生後兩個多禮拜，我的膝蓋嚴重紅腫，無法支撐身體，以為下半生要在輪椅上過了。家庭醫生和專科醫生都檢查不出原因，所幸一位針灸師在四十五分鐘的針灸後讓我又可以把重量放在膝蓋上，又可以走路了。但之後每當過勞或忘記喝水，經常四肢和關節腫痛到無法睡覺。缺乏睡眠，腫痛更嚴重，有時嚴重到無法下床。

就這樣過了十一年。兩年前，我的症狀除了免疫系統會攻擊自己的關節、四肢、眼睛（有一次左眼完全喪失功能，連眼球都無法轉動），還包含掉頭髮和記憶減退。二〇二一年八月底的有一天，在執著層層身心病苦當中，為遠方患失眠症的朋友找尋蔡肇祺老師的《反省要事》網路版，機緣有幸，聽到了蔡璧名老師的演講「大病大練，小病小練，未病先練」。感覺像是在大海的狂濤駭浪中看到了救生船的一角，我從臺灣郵購了《穴道導引》的書來學習操練，在網路上找老師所有的演講、示範，和在臺大教授《莊子》的線上課程。老師的《莊子》課程幫助我學習如何用心。之後又陸續拜讀了老師的書《醫道同源》、《鬆開的技、道、心》、《莊子，從心開始》、《正是時候讀莊子》。

穴道導引，讓我從層層烏雲中撥開一角藍天。

但是一開始的幾個禮拜我的進展並沒有很快。

我的膝蓋衰弱，和丈夫女兒去爬山總是遠遠落後。爬上老布山（Old Rag Mountain, Virginia），無法陪女兒攀爬大岩石，女兒十分失望。我下定決心全力做穴道導引的實驗。女兒和先生陪我勤練穴道導引中的坐功和站功，我自己每日至少一輪好睡操。兩個禮拜之後，可以攀爬岩石，還可以跑下山而不覺得累。之後的幾個月之內每次去爬老布山，只要回程車上做穴道導引，往日爬山後的肌肉痠痛也無蹤。有幾次跑下山的時候，腳踝扭到，卻沒有受傷。一邊上山一邊神凝膻中穴，有時可以走得比十三歲的女兒更快更遠。

蔡璧名老師提供了確切的步驟和引導解說，那些我多年仰慕身心修煉的境界，老師的演講和書幫助我一步一步的走向那些境界。

不再有無助無聊的時刻，因為任何時候、任何地方都可以神凝，都可以收緊和放鬆穴道。在飛機上、火車上、走路、開車時，在超市、在任何等待的時候，生命變得通透、單純、有力。

把挫折逆境都看成是對身心的試煉，是一個可培養的身心習慣。

我想到某人還常會覺得實在太可惡了。一動念，馬上轉念、鞠躬，在心裡向那個人說：「謝謝您給我上人性寶貴一課，讓我體驗到收回在意的重要。」

我是自由的。

有時在工作上人事的複雜艱險、挫折會讓我不想練功，這種時候有一個練功的夥伴特別重要。我與在外州讀書的兒子約定每天固定時間一起練穴道導引，每天記錄練穴道導引、神凝、重量訓練等等身心鍛煉的時數，互相支持勉勵。創造一個環境，一個一起練功的小團體。

醫道習慣，強化我的身心機能。

現在的我，早上醒過來，一睜開眼睛就練「起床操」，有語音陪伴。晚上一上床，就練「好睡操」。半夜醒來睡不著，念頭太多、腦子太活躍，神凝關元，過了幾回呼吸，感覺全身越來越輕，肉體存在越來越稀薄，最後融化於無形。是回家、是睡著、是練習最終的回「家」——靈我合一。

兩年來每天練穴道導引的身體轉化：脖子和腳板從皮包骨到氣血充裕並且有一層肌肉。耳朵變厚了、聽力變好了。腳板變厚、腳趾頭氣血豐沛，就跟女兒的腳趾沒有太大差別。以前的腳後跟角質化，現在的腳後跟比以前光滑潤澤多了。掉髮改善了，有時候開心的體會到步伐輕盈就像練功夫的人。這是我以前打多遍太極拳拳套也沒有達到的境界。

習慣，真的是可以從實驗、調整，實踐出最能支持身心靈茁壯的組合。

身體和心靈的姿勢是關鍵。

各位讀者、家長、醫療人員、照料老人的工作人員、各位政府官員，請和我一起瞻望未來，一個醫道習慣下的臺灣和地球村：融合穴道導引於日常生活、於教育輔導、於醫護、於照料引導老人重拾活力、智力、聽力。穴道導引變成中小學生的晨間操和課間操、體育課的一部分、輔導課的一部分、大專院校的體育課、長春班的課間操、各個養生村的運動和修練的一部分、長照中心的活動之一、穴道導引的簡易版可以讓懷孕和坐月子的婦女操練、監獄裡的朋友操作運動的一部分、醫院裡臥床的病人康健的過程、村里獨居的老人們相聚活動分享的核心。

睡不著的人，可以透過神凝關元穴，得到舒適的安眠，養成一個知道如何回「家」休息的習慣。

肉體有病苦的人，可以透過穴道導引，得到痛苦的鬆解，身心健康強壯。

有煩憂多慮的人，可以透過神凝、穴道導引，得到心靈的自由。

身體健康的人，可以透過醫道習慣，體會天人合一的奧妙。

我是個嘉義鄉下長大的野孩子，太空物理研究之路肇始於臺灣大學物理系。
我所收穫、經驗到的無限，你一定也可以。

——2023.09.01

序

扎根，身體如新．心靈永續

養成醫道習慣，是給今生所愛的一封情書。

生活是可以有思想伴隨的，習慣是可以有哲學底蘊的。一個與思想哲學同行的人，將因此而有截然不同的生命抉擇與人生。

世界太艱難，我們必須改變它。心身太脆弱，我們必須強化它。當你在世界的網絡中活著，在關係的脈絡中愛著，可有渴望付出但困窘無力、飽受煎熬卻難能自保的經驗？會不會我們真的需要優先為自己樹立什麼，給出時空去深愛自己些什麼，才有能力應付這詭譎多變、永遠乖離想像的人生？

如果情愛、家庭、工作、財富乃至名位，是樹上之花——那麼，能教繁花似錦的根系會是什麼？倘人間真能有一張隱形斗篷，可以護住心頭不滅的燈，那麼要打造、鍾鍊出這麼一張能耐爐火高溫、鐵鎚擊打、霖雨十日、六氣之辯、飢渴寒暑的隱形斗篷，究竟我們在日常生活裡，要如何經由練習逐步織就？

我想要有一棵倒影的樹。畫面上方，是倒影的樹根，根系龐大；下方是樹影、是茂葉、是花果，相較於根系，自然顯得渺小了。

用心呵護「自我」刻不容緩、責無旁貸

當我們初來乍到這個世界，還沒人詢問：此生你將以何為標的？你想要度過怎樣的一生？就開始了這一趟旅程。我想先說兩個發生在昨天的真實故事。故事中人，是我今生的超級好朋友。

昨天接到A電話的時候，我給震懾住了。難受每週、隨時還與我言笑晏晏的朋友，就在白天的工作行程裡，在未遭逢任何外力的情況下，忽然失去左眼的視力。我無語自問：這樣的症狀真的是在分秒內肇始、發生的嗎？還是其實是在朝暮日夜、時時刻刻，慣於輕忽冷落、漠不

關心體況心境的歲月裡，慢慢積累而成？這一刻我想起穴道導引影音課程出版不久，我寄送給這位朋友後的一段對話。

「打開看了嗎？」不知從什麼年歲開始，想送給朋友的，只是安康無恙。

「看了啊！」

「開始練了嗎？」

「練了！」

「那真是太好了，你練了哪些錦囊啊？」

「只練一式，在〈鍊頸術〉裡，叫〈鬆脖常輕一〉。我都忘了謝妳，那天在電腦桌前工作到一半，右邊脖子忽然失靈、動不了，還好想到妳送過我這課程，就趕緊打開來挑一式練，萬萬沒想到就這麼好了，真是太見效了。」

「然後呢？」

「能動了，當然就趕緊繼續工作了呀……」

「你這樣不行！要安排、規劃好，每工作一刻鐘或二十五分鐘，就要停下來做一式、兩式、三式，必須要養成習慣，別再讓這樣可怕的狀況發生！」我從A的反應聽得出來，他並不覺得「一邊脖子忽然失靈、動不了」有多可怕，一下好了，就懶得再鍛鍊了，遑論用心養成慣習。

昨天晚些，竟又接到另位好友B從國外打來的電話，這位朋友的情況讓我感觸更深。兩週前在臺灣我們還在電話裡約定，暑假結束前要去拜訪一位十分景仰的學術前輩。兩週後他到了美洲大陸，致電予我想諮詢的體況竟然已經是直腸垂落肛門外嚴重出血。在電話的這頭，我強烈感受到人在異鄉突然面對自身這般景況，那獨立蒼茫、不知所措的心情。但如此嚴重的腸子外漏出血，真的只是「突然」嗎？我想起曾經有那麼一段時日。

「璧名我能跟妳學太極拳嗎？」朋友B問起。

「你覺得你對待太極拳，有辦法像你對待最在意的學術志業那樣的重視與認真嗎？有，我才考慮。」我還確認再三。

「有！」朋友當時答得果決。

因為這位朋友之前幫過我很多忙，家母因此也認得他。我回家向母親提起，母親說這位學長曾經幫妳這麼多，妳就跟他說，雖然妳不便破例教他，但妳打拳的地方屬於公共空間，他若看了拳譜，便可以在妳身後跟著練習，就像妳對待協助妳教學和研究的助理一樣——這樣妳既沒有違背還不具備太極勁不能對外教拳的門規，也對得起曾經有恩於妳的人。就這樣，朋友真的來學了，可只是很短的日子，其後便不復見。

有一天B途經臺大醉月湖邊，正好遇見打太極拳套的我和身後跟著依樣畫葫蘆的當時擔任我助理的年輕學子。

「你們這麼些人，是不是真的都沒家庭、沒父母啊？要不然怎麼有辦法什麼事不做，天天在這裡打拳呢？」B居然這麼對我說。似乎打太極拳在他的生活、在他的價值判斷裡，不該是一件排序優先的事。

這教我想起小學教室裡垂掛的標語確實是這麼陳述的：「風聲、雨聲、讀書聲，聲聲入耳；家事、國事、天下事，事事關心。」素來儒家式教育義界下的理想人生正是：「修身、齊家、治國、平天下」，傳統華人就此嚮往吟鞭東指、血沃中原，一生向著家、國、天下奔赴，朝外揮灑熱血去了。

當下我僅笑對無語，是因朋友B與我懷抱之「道」不同吧——他是飛鳥，我是樹。鍾情莊子的我，反倒想起《莊子．養生主》首段末尾說的：「緣督以為經，可以保身，可以全生，可以養親，可以盡年。」莊子告訴我們只需將與生俱來的「身體中心線」、也就是沿脊椎上行的「督脈」，作為行、住、坐、立的準繩，清醒時刻隨時保持這條線的筆直，不駝背、不彎腰、不側傾，如此一來，便能夠保全自己的身體。還說生活中能恪守這點，才容易達成人生目標，也才能具備良好的體能奉養雙親、報答父母恩情，也才有機會活完天賦的年壽，並善待有生之年的一切緣遇。當時我在心底其實是拿〈養生主〉這段話，無聲地回應B，說明我和學生鍾錬「緣督以為經」的生活習慣，其實正符合莊子或說道家主張「返本全真」的訴求，如此反倒容易達成朋友B平日裡最在意的，照顧親人、造福家國的渴望。

莊子剛巧為我們揭露過這兩種不同向度的生命追求：一種是鵬程萬里的有所待於外（「猶有所待」）；一種像棵大樹，不斷粗大根幹，好比人不斷富足心身，也就是莊子「返本全真」式的，不管一路你想向外飛到哪裡，絕不輕忽自我內向的提升。比方致力於「若夫乘天地之正，而御六氣之辯，以遊无窮者，彼且惡乎待哉！」不甘心只成隻不斷向外追尋的飛鳥，更在意是否能是棵扎根日深的樹，扎根在生命最原初的心與身，不斷致力陶養心境、鬆柔體況。樹的目標不是外逐，而是歸零、內返。

當夜獨坐案前，心裡多少仍記掛白日裡聯繫我這兩位超級好朋友的境況。想著兩位友人在自身專業的職涯表現，都已屬業界翹楚，而各自的家庭生活與情感世界，也堪稱和諧圓滿。但是相較於日日夜夜全心投入、勤懇耕耘的事業工作與家庭生活，A、B二位又究竟配比多少「在意」——於自我心情體況的升進，抑或生活習慣的陶養呢？

這時我不禁想追問的是，平日對自我心境體能未曾上心的朋友，或是當年大病臨頭、罹癌前的我，真的已經準備好要跟一隻眼睛告別了嗎？抑或真的準備好就要漸漸失去這具與生俱來、相伴至今的身體的使用權了嗎？又是否真的捨得就此從素來耽溺的情感、工作，還有自覺熱愛的家、國、世界裡抽身而出、揮手道別？

捫心自問，回首來時，大病之前的我，究竟為何也鮮少對待「自我」像對待情感一樣地用心呵護？像對待事業或志業般的念茲在茲？

當你忘卻太多當下生命本該前往的地方、本該重視的所在，那麼在某年某月的某一天，恐怕不免在劫難逃地發現：自己已經成一隻被煮熟在溫水鍋中、碾壓在車禍現場的，青蛙。而最教人遺憾的是彼時青蛙猶未清楚知曉，自己究竟是如何輕忽、虧待過「自己」，在已然過往的悠長時光。畢竟在自我價值觀裡，沒有排在優先序位的，便不會花費心力去學習長養、善待。

接著我想起前日上禪柔課老師問我：「妳該坐在自己的坐骨上，知道『坐骨』在哪裡吧？」當下我即刻回答：「知道。」可就在好友相繼來電之日臨睡前，想到平日裡對待教學、研究何等熱情與較真的自己，忽覺對待「自身」實屬輕忽而顯得陌生。便再自問：「關於『坐骨』，妳真的徹底知曉了嗎？」這才取出櫃中整具骷髏一樣的骨骼模型，仔細端詳；又從書架取下西方解剖學相關書籍，把鍛鍊中常需關注的髂骨、髂前上棘、恥骨聯合，在自我身上一一摸透。並微調自身成符合左、右髂前上棘與下方恥骨聯合，剛巧成一垂直平面上的等邊三角形，且再三提醒自己往後坐、立、行走都要注意維持，這才安然就寢。

一分渴望更加真切熱情地理解「她」、觸碰「她」、照顧「她」、擁抱「她」的情懷，就在這接連相繼的際遇裡，油然而生。念及好友，顧影前塵，倍覺保身衛心之事，刻不容緩，責無旁貸，捨「我」其誰？

古今一理：「不治已病，治未病」

有一種價值，既來自於古典，也來自於當代，就像伏流一樣，早已在傳統文化的底蘊裡，湧動千年，蓄勢待發；直到與新思潮裡的新價值並現交會，我們在驚豔於當代新價值的同時，才發現它——它的理念、它的原則、它的操作，其實來自於古典，或說只是古典的復刻。

人活一輩子該當追求的目標是什麼？在強調多元價值的時代，關於一生何求是否還可以有「理當如何」可說？在你個人專屬的幸福清單裡，是否列有健康、長壽的項目？當你的生命走到中期、後期，乃至最後一程時，你希望擁有的，是怎樣心、身品質的生活？——我想問的是，什麼是你現下認為生命中最重要的事？這個問題的答案，可不可以不要在死神敲門的當下，才驚覺必須更改？

初讀《莊子》，你肯定會訝異君王見到的莊子竟是：「何先生之憊邪？」（《莊子．山

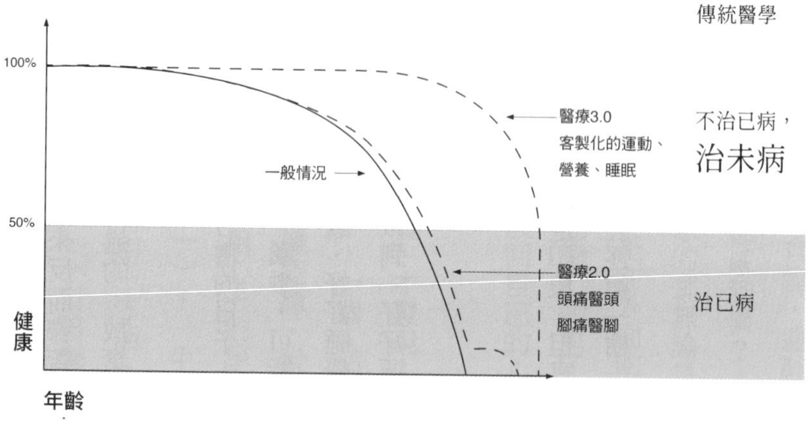
傳統醫學
100%
50%
醫療3.0
客製化的運動、
營養、睡眠
不治已病，
治未病
一般情況
醫療2.0
頭痛醫頭
腳痛醫腳
治已病
健康
年齡

這張圖是從Outlive這本書上摘下來的，[1]作者 Peter Attia，一位後來離開醫院，去推動MED 3.0（醫療3.0）的醫生。為什麼要推動醫療3.0?什麼是醫療3.0呢?

從上圖來看，縱軸表示健康程度，橫軸表示年齡、壽命。實線表徵一般情況下，隨著年齡的增加，代表健康狀況的曲線會急遽地下降；三條線中間的那條虛線代表MED 2.0也就是目前的醫療體系，通常都是當心、身遇到問題的時候，患者才去找醫療人員處理，屬於「治已病」，也可說是頭痛再來醫頭、腳痛再來醫腳的醫療體系——多半等到疾病兵臨城下，才起身對抗。值得注意的是，這條代表MED 2.0 的虛線，跟上一條實線的曲線走勢，狀況其實差不了多少：隨著年紀的增加，健康都會急遽下降。即便最後透過醫療的方法延續了壽命，但終究不是心身安適地（或許已然臥床、插管）走完最後的人生。

接著看第三條線，表徵提倡MED 3.0的作者，離開MED 2.0的醫療體系後，現在在一個機構，從營養、睡眠、運動等方面設計出客製化的方案所獲致的成果。Peter Attia所側重的項目：營養、睡眠、運動，竟然如此相應於我開課、著書所提倡的，透過傳統醫家、道家返本全真價值所歸納出來的：好好吃飯（營養）、好好睡覺（睡眠）、好好鍛鍊（運動）。Peter Attia現在

1 Peter Attia, Outlive: The Science and Art of Longevity（後簡稱Outlive）, New York, NY: Harmony Books, 2023. 原圖出自該書第三章，中文圖說為筆者所加。

在做的事情，正等同於傳統思想中「不治已病，治未病」，主張在疾病之先，在年壽增加的同時，便致力擁有更理想的健康狀況，不放任健康狀況隨著年齡的增長急遽而下。

由此可知，好好鍛鍊、重視飲食、優化睡眠、追求心身富足，可說是傳統經典與當代思潮公認能夠治療百病的藥。[2]除了能減緩慢性疾病、逆轉身體和大腦的衰退外，還能對治壓力與焦慮、改善憂鬱症、對治注意力不足與無法專心，有助學習和記憶。[3]

以心臟病為例，眾人熟知導致心臟病的因素，有吸菸、糖尿病、高血壓。但在2022 JACC的醫學論文中提到，比起這些常被提及、我們都知道亟需避免、需要治療的狀況，其實「體能差」的風險，更大上許多。而通常我們卻誤以為，「體能差」只是「不好」，並沒有把它視為極度「嚴重」，比吸菸、糖尿病、高血壓還要嚴重、必須即刻改善的問題。

體能的好壞，有可供評量的指標，其中一個就是最大攝氧量（VO_2 max）。運動的時候，身體的最大攝氧量、所能消耗的最大氧氣量數值高，代表有較好的心肺、代謝。研究顯示心肺能力越強，死亡率越低，沒有上限。[4]最大攝氧量居最後段的25%的死亡率，是居最前段25%的四倍；倘能將最大攝氧量提升到僅略優於最後段的25-50%，死亡率就僅剩一半。

當好好鍛鍊、重視飲食、優化睡眠，已然成為古典與當代共同認定，能保有健康、改善體能、減緩慢性疾病、逆轉身體和大腦衰退的至要良方，那麼你打算趁早扎根於此，於無病之時，便致力於保有如新身體、永續心靈；還是依舊甘心選擇輕忽於此，任憑身體日趨僵硬、痠痛、衰老，心靈頻繁焦慮、憂鬱、難眠？莊子說：「咸其自取」（《莊子．齊物論》），我們都是自由的。你願意選擇仍然將注意力多半投注於環繞著你的外在世界？或者要選擇在情感關係之間、職場工作之餘、社會脈動之中，仍留幾分心思，在意著心靈的保養與身體的鍛鍊？其實一直都是可以自主選擇的。過去我們可能忽視了：習慣並非命定。事實上習慣是可以自主選擇的，是可以自由製造的。心習慣、身習慣、情習慣、食習慣、寢習慣皆然。活著的一天，只要有意培養使用心靈和使用身體的良好習慣，隨時隨地，都可以開始。只要你願意選擇改變用

2 Peter Attia書中指出，運動可促進的身體機能，包括強化額葉和海馬迴、促進多巴胺生成、增加海馬迴神經可塑性、提高神經傳導細胞。一個數千人參與的實驗顯示，一週散步三次，每次超過三十分鐘，腦容量和海馬迴竟然增加1%-2%。（詳參Outlive）

3 作家Anders Hansen指出，我們的大腦，還無法適應變化過快的現代社會；但我們都有著一顆為運動而生的大腦，只要我們遵循古時候人們的生活方式，每天動一動身體，就是真正的快樂處方。詳參《真正的快樂處方：瑞典國民書！腦科學實證的健康生活提案》（Anders Hansen著，張雪瑩譯，臺北：究竟，二〇二〇年）

4 二〇一八年美國醫學協會出版的JAMA網路開放期刊曾刊登一個追蹤超過十二萬人的研究，結果發現最大攝氧量（VO_2 max）和死亡率呈現高度負相關：最大攝氧量排名後25%的人，死亡率是前25%的四倍，提升到25-50% 死亡率僅剩一半。（詳參Kyle Mandsager, MD; Serge Harb, MD; Paul Cremer, MD; Dermot Phelan, MD, PhD; Steven E. Nissen, MD;Wael Jaber,MD, "Association of Cardiorespiratory Fitness With Long-term Mortality Among Adults Undergoing Exercise Treadmill Testing," in JAMA Network Open, Volume 1, Issue 6 (2018).）

心的習慣，心情就會變好；只要你決定改善使用身體的習慣、養成良好的鍛鍊習慣，健康狀態就能日益改善；只要你有意提升自我覺知能力（感知力）、改善與人溝通方式（表現力），就能強化自我理解與體貼對方的能力，便不容易講出、做出白目或傷害對方的話語與行動。

西方的幸福快樂理論，探討什麼是世界的終極貨幣？充裕的金錢儘管可以成全吃喝玩樂的夢想；但吃喝玩樂的終極目標，追根究柢，是希望「人」能過上逍遙無憂、無病無痛的生活。金錢，不是終極貨幣；「人」本身，才是。還活著的任何一天，我們大可自主選擇、有意識地製造令自我心、身日益優化的習慣，開展越趨逍遙敞亮的人生。

設若你願意聽從莊子的建議，嘗試為自身生命樹立這麼個目標：保有更輕鬆無罣開朗溫柔的心靈，更輕鬆靈活有彈性且下接地軸、上接天根的脊椎，不管外在世界如何繁華、如何衰敗、如何紛亂，你都願意為一己——為自己的心情體況——負起全責。每迎接嶄新的一天，都一定要活得更輕鬆快活。這樣的人生目標，你樹立過嗎？這本書，就是要輕聲告訴你：如何能夠輕鬆自在、自主自由地朝「她」走去。

養成自動化般地醫道習慣，活出遊刃有餘的自己

本書將幫助你隨時在坐姿中完成莊子叮嚀的「緣督以為經」，不管坐在沙發上還是電腦前，都養成鬆柔脊梁的習慣，讓你之前可能不夠熟悉如何舉措的腳趾、腳跟、膝蓋、大腿、髂骨、肩膀、頭顱，都能真正擺放到教你最不費力而有助氣血活絡、筋膜延展的輕鬆位置。

站立與行走之時，也能孕育養氣鍊功於其間。簡單的站與走，便能依循莊子與太極拳重心落在單腳、虛實分明的原則，同時療癒肩頸、腰胯、手足關節的緊僵，達到鬆淨胯腰、輕靈周身的目的。

全球最先進的運動思潮告訴我們，只要選擇的運動方法、劑量與頻率正確，身體不僅不會疲累，還會有穩定的進步、能充分享受運動帶來的好處。比方當代新興的Zone 2訓練，即主張選擇運動強度較為緩和的區間（Zone），以獲得血液中的乳酸濃度最低、脂肪氧化效率最高、達到最大有氧功能、粒線體最能有效產生能量ATP等功效，並具備提升運動表現、降低發炎、降低受傷風險、降低血壓、增加胰島素敏感度（改善胰島素阻抗）等諸多優點。

即使原先沒有運動習慣的人，一旦開始規律地打太極拳（比方安排每天晨起、夜晚睡前）或走虛實步（比方養成午、晚餐飯後各走一刻鐘的習慣）或作穴道導引，心身偕行向更加輕靈方向進展，且都可以在短期內收穫如上諸般益處，你定將深有所感。而無病一身輕、一身輕無病的身體，就在不遠處等著你。心情也將隨之越來越好，越來越靜定空明。

傳統醫學與道家經典，並不囿限於療癒生理抑或心理疾病，而是屬於正向醫學、正向心理學。論述中的「病」與「常」，均非僅是二元對立的存在，且都為吾人架構一座可以「選擇」不斷升進（同理亦可選擇墜落抑或無意識地任其浮沉）的階梯——為你我鋪展了心情和體感均可自主遞進的光譜。於是我們可以從失常的疾病徵候，療癒、揮別疾病，到愈來愈遠離疾病；也可以從身體或心靈的緊僵、糾結、沉重，到打開糾結而變得輕鬆、更加靈活。

相信在養成醫道習慣的過程中，我們逐漸有一個新的人生目標樹立在眼前，這目標有別於追求肌肉量與傲人身體線條的重訓，而是關注肌筋膜的彈性與延展、習慣用最小力氣維持最佳姿勢的輕鬆靈活。剛巧符合《老子．七十六章》所提及的：「人之生也柔弱，其死也堅強……故堅強者死之徒，柔弱者生之徒。」老子提醒了原本人們可能都忽略的要事：人是要活著，身體才有鬆柔、彈性可言的，死後身體便會漸趨僵硬。所以說讓筋絡或說肌筋膜日益鬆柔有彈性，才是活路或可說是回春之路；[5]相對的，倘若你放任身體的筋絡、肌筋膜漸趨僵硬，那就是向死之途了。在養成醫道習慣的路上，日日、月月、年年，可以收穫輕鬆如自動化般地，逐日走向更加鬆柔的方向。每天都活出一個身體空間更加遊刃有餘的自己！明天的我，一定要比今天鬆柔！——從此以此自許。

鬆開它，不要急。每天鬆開一點點，筋膜彈性增加一點點、可延展度增加一點點，在體內可活動的空間新的一天又騰出一點點。那一點點如果比昨天多出千分之一，一年後，身體的鬆柔度、肌筋膜的彈性或說可延展度，就會是今天的三點七、八倍；每天的一點點如果是昨天的百分之一，一年後身體的鬆柔度、肌筋膜的彈性或說可延展度，就會是今天的三十七、八倍了。

不斷擁有如斯體會、這般身體感受、這樣親身經驗的你自會相信：太極拳宗師所謂的「柔腰百折若無骨」，就在有生之年可預見的那頭，與你相視而笑地，等著你。

「自事其心」：困頓與逆境隨之淡然

《莊子》說過，要「先存諸己，而後存諸人」（〈人間世〉），有些內涵你真的一定要在

5 肌筋膜彈性是一個新興學說。筋膜除了伸展延長外，也具有回彈的能力，若是善加利用，可大幅提升動作效率、減少能量消耗，並降低肌肉骨骼關節的傷害。將小孩與老人肌筋膜彈性加以比較，會發現小孩的肌筋膜充滿水分且柔軟。老人的肌筋膜則缺乏彈性，所以腳步較僵硬，較難吸收反作用力，因而腳步聲較大且容易受傷。筋膜彈性良好，則動作省力流暢、行動更敏捷、身體不易感到疲勞，並減少傷害發生。值得注意的是：筋膜的老化可以逆轉，關鍵是有沒有適當且正確的筋膜彈性訓練。（詳參Thomas W. Myers, Anatomy Trains: Myofascial Meridians for Manual and Movement Therapists(3rd edition) (Edinburgh: Churchill Livingstone, 2013)。中譯取自王朝慶、蔡忠憲、王偉全、邱熙亭譯：《解剖列車：針對徒手及動作治療師的肌筋膜筋線（第三版）》（臺北市：台灣愛思唯爾，二〇一六年），頁214。）

自我生命中先樹立起來，才有能力去應付這外在無情多變的世界。所謂的「存諸己」，用當代語言我想對譯以「自愛」。從小我們就聽說人「要自愛」，可是不知道怎麼樣才能讓「自愛」不只是長輩的一句叮嚀、發自內心的一分提醒，而是扎根於日常生活日積月累、日起有功的行動與實踐？再者，在醫道思想的脈絡裡，究竟要愛自己的「什麼」才是落實「自愛」最首要必需的呢？該不是保養皮毛、肌膚？也無關乎在人際關係中謹守不逾越尺度的分際？莊子認定「自愛」的首要對象是「心」，在醫家與道家的身體觀中，無論是氣血維護抑或經絡治理，都居主導地位的「心」。

是什麼原因導致不再輕靈的體感與心情？包括一個人的生命歷程中可能面臨有形無形的衝突、孤獨、無意義等。透過醫、道經典能啟發我們，在出現衝突時看見希望與和諧、在感傷孤單中發現自由與美感、在感知無意義的途中反而找到或被喚起生命更核心的意義與價值——要達成如此的理想狀態，首先，需把「自事其心」（《莊子．人間世》）當成生活中的至要之事來對待。

於是，在平日裡養成：「徇耳目內通」（《莊子．人間世》）的習慣，習慣把「在意」從向外轉移到向內。眼睛是靈魂之窗，向外追逐的時候，向內就關掉了；向內關注的時候，對外就淡然了。淡然不是看不見，而是不再過度執著，反倒能更清明客觀地觀照全局。

同時，養成「用心若鏡」（《莊子．應帝王》），讓自己的「心」，成為一面鏡子的習慣。映照當下，不留殘影。日日夜夜，依循恪守。這樣「不傷心的習慣」，才可能養成。

遇見過往容易火大、動怒的事，練習養成「心如死灰」（《莊子．齊物論》）的用心習慣。找出每一個當下裡，讓自己的心起火燃燒「事件」中的人事物——然後理解它、看穿它、知道它，在此時此刻讓你遇見、在你的生命裡出現，衡諸歷史、人間百態，其實是何等稀鬆平常與自然。當忿忿難平的「意料之外」與「太不應該」，同理、達觀之後，被透視為能教人釋懷的「該然」，那麼原先付之一怒的熊熊烈火，也就可以轉為輕鬆淡然地付之一笑了。

覺得苦痛的時候，養成「照之於天」（《莊子．齊物論》）、想像抵達太陽的高度或坐在月牙尖兒的光暈上小憩一下的習慣。於是巨浪成鱗，萬鈞成砂，淡漠俯瞰，慢慢遠離，輕輕告別，那顆未經錘鍊前容易被世界的潮流與巨浪吞噬、嚙碎的「心」，在日月之邊，便可以安然入睡了。

《莊子．人間世》說：「无門无毒」。上天賦予我們對外的感官傳遞接收與發送訊息的門戶，莊子卻教會我們在必要的時候關上。可以是需要休養生息的方醒、寢前，可以是外在世界讓你覺得痛苦指數爆表、重量不堪負荷的時候。曾有幾回外在世界的人情事理讓我感到絕望的時候，靜下來我會感謝外在世界讓我絕望。若非如此，我怎麼會甘心把平日送迎外在世界聲色嗅味的感官門戶全然關閉，手機也一并關閉，來兌換內心世界的天清地寧。才能下定決心，從此告別把真情、注意力、一點一滴生命的韶光，都葬送在無法解語、不會點頭的石頭堆裡的日子，難得因此方能享受把全部的注意力都專注地投注在心身之上的美好時光。

愛惜生命，杜絕生命無止盡地單向外逐。愛惜生命，慎用手機。

別再讓手機一天裡有忒長時間，成為不斷牽動你全身脈搏的「心臟」。訊息聲響，你便回頭；畫面跳出，你便逗留、駐足，一天裡有越來越多的時間忘卻當下原本當為。也許隨行、無辜、好用、馴服並且表徵當代科技文明的手機聽我這麼說，怕是要抗議了：「明明不是我！是人們自個兒要過度在意的，分明是要關注某個人，某件事，或隨便那個、那好幾百個，甚至日積月累成千上萬個——你自己根本沒徹底搞清楚，為什麼要不斷張望向它、奔赴向它，導致躁動因它、衰敗由它，回首之日只覺投注氣血在了無助益今生幸福的『目標』，徒然耗損、徒生悔恨。」

醫道習慣同時將讓你學會，習慣在好好愛養心神的清晨醒來——比方初醒便做穴道導引的任督呼吸操，在好好保護心神的心情體況下入睡——比方做到未睡身、先睡心。尤其當「自事其心」被你擺在待辦事項中的優先序位，那麼所有的苦難、困頓與逆境，便都可以成為讓「心」告別脆弱、易惱、幽暗，進階為更加堅強、豐滿、光明的契機。

當這個世界的不公不義你自覺用盡全力仍無法動搖、無能改變，莊子說，那就習慣「安之若命」（《莊子．人間世》）吧！那就努力看看能不能用盡全力，不怒天下亂、不憂天下苦、不傷狂瀾難挽，轉而內向地安住自己的「心」吧——這顆在莊子的生命觀中，當你介意的世界繁華過往、禍福易主、尊卑易位、滄海桑田，不隨之灰飛煙滅而依舊恆久留存的「心」！學會如何來安住它、習慣時常保持能穩定它，像是今生所有的遭逢都是為了讓「心」學會安住，而遭逢種種遷迭、流轉、生滅一般。於是你終能感謝逆境，一如感謝順境的降臨，感謝是它讓你茁壯於天候嚴厲的曠野，不復是初時的溫室之花。

觀照自愛與被愛，放下無力煩惱之煩惱

本書將用心與解愛做一有效的連結，畢竟我們的「心」，就是在關係的親疏、濃淡、膠著、背離、緊張、斷裂與撲朔迷離等無止盡的洶湧波濤中，擺盪的。

那晚，妳哭著對我說：「我是殘缺的，閱讀老師的莊子多年，我居然還是這麼有待於外地，渴望愛與被愛，這肯定是因為我沒有讓自己一個人，就成一個自足的圓滿。」

可真是這樣嗎？愛與被愛，本都是人活天地間的自然。孔夫子說：「食、色，性也。」

也許「愛」之於生活，就像「糧食」之於口腹。稀薄了，少了，自然不容易覺得幸福。就像哈佛大學阿列．博克（Arlie Bock）教授歷時七十六年的格蘭特研究成果：擁有「真愛」，無論是愛情、友情還是親情，正是大大增加幸福機率的關鍵。——是啊，誰能夠在荒年飢餓至極的時候，自覺幸福逍遙呢？問題恐怕是執著過度、有待於外過度，才會不顧己「心」地任其患得患失、苦傷難耐，置「心」於動盪搖亂如蒼茫洪水中的哭泣、砂塵暴中的渴望。

我的學生都感興趣愛，十九歲。換個年齡我想也不反對愛或者被愛，九十九歲。據說人類渴望真愛的時間越發延長了，新世代的終點將約莫一百二十七歲。新新世代還會更長。當我們被科學預告下一代的有生之年將越來越長，那麼曾經對待情愛裡的成見、承諾、聚散、生滅，是否也可以隨之輕鬆看淡一些？是否仍需要不改固執、理直氣壯地以為：那個人（或者是自己）在十七歲的想法、二十歲的決定、二十來歲的憧憬，經十年、廿年、卅年、卌年……現在據說可以延長至百年後了，依舊必須一成不變、遵循恪守、堅持不移，絕對不允許自己、對方、圍觀者的想法，有絲毫動搖（包括成長）？昨天的執著，倘能允許自己（或對方）「忘」、允許自己（或對方）「看淡」，便慢慢能消融你曾經的魂縈夢繫、朝暮攪擾、長恨愧悔、痛徹心扉、終夜難眠，以及令你的心、身不得已、必需不斷割地賠款的，煩惱。

在我四十多歲時，一位親近之人病了，我曾經懷抱著自己止不住的煩惱去請教我至愛的父親，得到這樣的解答：「璧名啊，這件事不是妳有能力煩惱的。」從此有心未能平、思之難能入睡之時，這句話便會如敲醒我的寒山寺鐘，悠遠傳來。從此習慣在煩惱萌芽之初，便會度量一己的能耐，沒這「能力」，思緒、情緒，就速速打住、不再虛耗了。

問題是要如何才能打得住呢？

關鍵就在於能否做到——對於自己心情體況的熱愛，不亞於愛情。

關鍵且在於能否做到——對於自己心情體況的付出，不能少於愛情。

具體做出這樣的嘗試之後，日復一日、不斷練習，直到養成習慣。

相愛，本該是天地間第一美好的事——我知你深愛著我，而我也是。但無可否認人間有為數不算少的原本認定的相愛，卻以無話可說的冷涼、無法溝通的絕望，乃至需向心理諮商、身心科求援的情傷處境，收場。又或者無力收場，只能放任這樣的蕭索、淒涼與寂寞，無限延長。

於是重要的是，要如何讓我們的情愛，不要淪為一心或兩心煩亂、虧損、頻遭啃噬、直至溺斃或陣亡的，災難與憂傷；相反的，要去思索如何能夠讓我們的情愛，成為彼此滋養、豐美、醇厚、向上的力量。

可妳對我說，「我祇有愛他、飛奔向他的動力，就是拿不出熱愛自己的心情體況、為自己的心情體況付出的『動力』。」

無妨，那我們來做個實驗。當妳（你）的心裡有個不管是已經相愛或只是偷偷愛著的人，那麼就把這份愛與被愛的「渴望」，轉化成體現醫道習慣的「動力」。這麼一來，便不怕太執著、太狂熱、太眷戀深愛，反倒最好夠執著、夠狂熱、夠眷戀深愛，那體現醫道習慣的「動力」便能因此更加充沛俱足——像是擁有一臺能量源源不絕的發電機、甚至是一座能量源源不絕的發電廠，使分分秒秒，甘心樂意，從此養成，持恆保有。

怎麼說呢？如何可能？

我有位好友，是經絡手療專業的箇中高手。我們聊起她將近的婚期，我不禁探問：「妳未婚夫知道與妳同行，有多賺嗎？」她笑了，說他們談起過，準夫君確實無需花費每小時以千元計數的理療費，便天天享有讓氣血活絡通透的手療神技。但她告訴我，她獲得的福利也不差，因為她的他是餐飲專業。我當然想起《莊子・應帝王》中踐履道家思想返本全真的「為其妻爨」，為妻子燒飯作菜，從根本開始照顧家人的，列子。也想起我建議過的臺大在我眼中頗狂熱於參與社團活動，卻忽視餐食，經常看他吃泡麵、便利店麵包的學生：「這麼熱衷課外活動，那麼在臺大就學的四年，要不要乾脆挪用你參加四、五個社團的約莫二分之一的時間，去學作菜、拿個丙級和乙級的廚師執照？未來可以讓自己、情人、家人吃好些。」這樣的建議，該是出自我對學子飲食胃腸乏人照顧的不捨吧。

前日就讀哲學系、上學期協助過我的處女座學生，訪蘇州回臺，我們小聚共餐時她問我：「老師，如果妳像我一樣剛談戀愛，妳會在意男朋友、未來可能在一起的對象，他會不會作菜嗎？」那天聚會的餐食十分美味，通常下課時間的我都是忒放鬆的。美食入口，我看著她微皺的眉頭不加思索地回答：「當然不會在乎啊！」「為什麼？可是老師妳說過列子。」「因為我夠會作菜了呀，而我的經濟狀況也能支付外食既健康又美味的餐食。」我不想我的教學成為她考量終身大事的束縛，畢竟決定幸福指數的關鍵元素，有太多比具備廚藝與否重要太多的。只是看她一臉憂色，我當下沒好意思開她玩笑：「妳怎麼就不想，妳也可以扮演列子的角色，從生命的根本處照顧家人呢？年紀輕輕，兩個人一起學習廚藝等，可以照顧自己、同時照顧所愛的話，不是件既美好又浪漫的事嗎？」

我想，所有聽過我莊子情感學課程的學生或讀者，聽到上述一段，肯定是要抗議的。不是說：不把你愛的人，當作「有用的東西」（工具人）嗎？不是說《老》、《莊》道家經典啟發我們：在愛進行之前，該先搞清楚：是因為「需要」而愛上？還是因為愛而想為他付出嗎？

還說過真愛不僅不該出於「需要」，不該如同「買賣」、「交易」，且不該被視為「責任」、「義務」。英國哲學家伯特蘭・羅素（Bertrand Arthur William Russell,1872-1970）還說：

「愛情只有當它是自由自在時，才會葉茂花繁。認為愛情是某種義務的思想，祇能置愛情於死地——你應當愛某個人，就足以使你對這個人恨之入骨。」

這些都是自問愛情的起始點，是「為什麼而愛」說的。

如果正解是：不為需要、不是交易、不視同責任義務，就是自覺遇見一個純粹因為愛，而想為她（或他）付出的生命。回到莊子返本全真的核心價值，我們肯定會想優先扣緊心、身、情、食、寢等核心項目，想把所愛照顧好，而為之付出。

無可否認，一旦自我情緒無法掌控、身體機能失調罹病、不擅同理對方或不擅表達自身情感、不在乎或無能照顧好自己的餐食、各種原因日益失去安睡好眠的能力，凡此種種，想要扮演好情人、愛人的角色，顯然會較為吃力、艱難。

一旦站在返本全真的立場，觀照自愛與被愛，都會認定能照料好心情、體況、情感、飲食、睡眠，是最值得付出與所能收穫最幸福的事了。也許我們可以稱攸關心、身、情、食、寢的照料與提升，可說是莊子之學定義下的，能帶給所愛的最重要的福利；換個立場，能照料、提升自身的心境、體能、情感、飲食、睡眠，也可以說是，身為情人、愛人的基本素養。

「感幸遭遇之最佳」，變成更好的自己

人間為人，都是需要愛的。就像每一個日子裡，需要一定的餐食。餐食的分量，也是不能過少的，儘管每個人的食量不同。只是有人，可能因為昨晚狠吃米其林餐盤推薦的美滋滋燒肉，今晨、中午自然會想少吃些、清淡些，或過午才食。就像有一個朋友告訴我，談過一場為期僅十九天，卻自覺可以咀嚼回味、滋養終生，無需再進他食的，愛情。

人間真愛，若不範限在愛情之內、男女之間。那麼當我追隨莊子把「自事其心」當成人生第一要務，並實踐自幼庭訓中的「感幸遭遇之最佳」。面對人生所有遭逢，都認定是對自我生命的惕勵與提升的良機，精神著實契近莊子的「乘正御變」之道——當心靈境界的升進被視為一生最重要的標的與價值，那麼不管遇到誰人、何事、置身什麼處境，一旦認定當下的遭遇，對磨練自我心神、提升生命境界，均可存在極大的意義與價值。長此以往，果真身體力行並收穫成效，此心因蒙諸般磨鍊淬勵的機緣，而逐日精進，待到諸般漸能「乘御」之日，自然好比衝浪者能感幸萬頃波濤一般——正是遭逢的滄桑逆境餵養了我們，心境體能方能大幅超越昨日之我。如此一來，會覺天地之間無不是真愛、都值得感恩。

同住地球的我們，便可以是同行者，也可能是共度一生的朋友。即使人間有過十分疼愛你的手足，在爹娘過世、分產後，情感不變，棄你於陌路；即使人間有過異常欣賞、珍惜你的摯友，在你遭逢當道者仇視、同溫層退避之時，義氣緣此消融、情感隨之褪色，遂成陌路於中

多感謝成為助力的「你」，如此擴展、遼闊著我的世界，在「愛」裡被愛，是容易的；在「被愛」裡愛，何難之有哉。也許我們真都忘卻生前的真實了。如果記得，許將知曉，「你」、我並非一見如故，祇是已然忘卻曾經雙向奔赴的，久別重逢。

你說愛，並不像社交軟體點一個愛心這麼簡單；我說愛，有時候就是這麼簡單。倘你可以隨手抓住每一個愛「你」（包括自己，以及自己不斷進步著的心情體況）的機會。

希望這本書帶給你的，不只是填補閒暇時光的一小方空白；而是在閱讀經典、理解經典、洞徹文本的同時，能回望一己，內化為自我眼界、自我心靈，並體現在自我肢體中的一部分，陶塑為自我生命與生活習慣的可能。於掩卷時，盼你能成為更好的自己。

我會從早上沖泡綠茶的杯數，了解生活遊刃有餘的程度。也會從一天合計喝了多少杯水，包括白開水、綠茶、調理自身的水藥、苦瓜水、石榴汁等，一些合適當日體況服用的飲品，來檢視這一天對自身的愛是否足夠？而這些都會列進生活手帳的紀錄裡。

祇要我願意強制自己，在一段時間內，選擇關手機。沒有通訊軟體、沒有3C產品的世界很安靜，好像就住在山裡了。這個夏天，本以為會有一陣子去山裡過的，但沒有。原來不知不覺間，我已經把住家、心靈的家，經營成比山居更像山居的地方。

歡迎一起過醫道習慣的生活，與我共度城裡的，山居歲月。希望你和我一樣，對朝朝暮暮的具體生活，感到迫切和熱誠。至少能和我一樣，鍾愛眼前的生命——及時、趁早，誠摯地熱愛自己的人生。這是二〇二一至二〇二三，歷經三個夏天，我用三個秋冬春夏的心意，為你完成綻放的一朵。多麼盼望你歡喜收下這花與種子，從此年年夏日，在自我生命裡的荷塘，抽芽、綻放。敬邀一起，生如夏花。

2023.08.04.08:44壁名書於臺北孺慕堂

第一章

醫道習慣總論

習慣的解構與重構・習慣一個更理想的自己

親愛的同學大家好，歡迎來到醫道習慣講堂。我們要講的第一個單元是「醫道習慣總論——習慣的解構與重構．習慣一個更理想的自己」。

什麼是一個人能送給自己最好的禮物，而且最好從小就能擁有，它將大幅地提升你的學習效率——就是「珍愛自己，優化習慣」——送給自己一個洗心革面、脫胎換骨的全新的自己。

你問過自己，什麼樣的知識是一個人一輩子實在需要、真不可少的？當情場失意、工作壓力、吃得隨便、睡得不好，疫情又接踵而來，天下紛擾、氣候異常的訊息頻傳。你是否覺察到了，你既有的知識裝備，並不足以應付當前的人生。

我們似乎迫切地需要這樣的知識——可以幫助我們強化心肺，增強肝臟排毒的能力、胃腸消化的機能，可以幫助我們提升自身的新陳代謝能力、免疫能力、抗壓能力，還有擺脫抑鬱的能力。不止聚焦於疾病，以療癒為滿足，並且可以讓你的心能更加輕鬆安定，身體也更加輕鬆靈活，每天心情體況都能小步前行，朝更理想的方向前進。

傳統醫學與道家經典屬於正向醫學、正向心理學，也就是任何病人，都能夠被治療、康復成平人，還可以經由心身放鬆的學習與練習循級而上，達到賢人、聖人、至人、真人所擁有的更輕鬆靈活的心身境界與能力。像這樣漸入佳境、越來越輕鬆的心身能力，到底要如何培養呢？就是要讓它變成習慣，讓自己每時每刻都生活在好的習慣當中。

在這門「醫道習慣」的課程中，將結合傳統的中醫知識、道家經典，還有太極武術，幫助我們靠近真人的心身境界，逐漸地只有一個轉身的距離。

你我就是習慣，習慣就是你我

我們常說：吃什麼食物，你就會變成什麼樣子。我們今天吃了什麼，做了什麼，上了什麼學，讀了什麼書，在哪裡工作，花時間和誰相處，如何利用時間、空間。每一次的相遇，每一次的抉擇，加總成為現在的你我。所以你我是什麼呢？你我就是習慣，習慣就是你我。

我在課堂上也教學生望診，告訴孩子們，左頰代表了你的肝臟，右頰呈現了你的肺，額頭透露你心臟的消息，下巴可以讓你瞭解你的腎臟，整個鼻子就把脾胃的消息給洩漏了。但它呈顯的，其實不是你當下的身體狀況而已，更是你日常生活習慣的累積。

我曾經在臺灣大學「醫家經典選讀課」的課堂，按照同學的臉色，把狀況相似的學生分組。比方看起來虛寒的、營養不良的、上火的、長痘痘的，還有顏色特別不正常的。就依照他們的臉色，像色票一樣地排列，然後一個一個問診，結果讓同學非常吃驚。臉色青黃，看起來血氣很不足的。一問，原來蛋白質的攝取都不夠。而下巴長痘痘的同學，要不就是晚上過勞，運動過多，或者熬夜。所以我當場就提醒他們，要怎麼樣多攝取蛋白質，或者避免晚上過度運動。照著做的同學不到一、兩週，臉色都變好了。

那麼學會望診，站在鏡子前面的你，會望到怎麼樣被習慣堆疊成的自己呢？誰都想在鏡子裡，看到一個越來越美、越來越帥的自己。那就要習慣利用每天生活裡的零碎時間，為自我更好的氣色，為更放鬆自我的心身，做一些小小的付出。

接著我們會學習傳統醫學的觸摸脈象，透過脈象嶄露的訊息來印證我們生活的習慣。所謂「右寸肺胸，左寸心膻」，我們右手的寸脈，透露的就是我們的肺和心臟的消息；左手的寸脈，對應的是心臟還有膻中，也就是位於兩個乳頭中間的膻中穴的消息。右關是胃腸，左關是肝臟，右尺是大腸，左尺是膀胱。當你學會怎麼樣觸摸自己的脈象，解讀自己的脈象，你會在自己的指腹之下，觸摸到被習慣堆疊而成的自己。你現下的疾病，是昨日生活習慣的堆疊；而你未來的疾病，正是今日生活習慣的累積。這就是我們必須自我負責的生命實況。

接著請你坐下來，閉上眼睛，想像有人從耳朵後面，從凸出來的乳突，把你的整個頭顱往上拎起，然後你把肩窩向下，發現了沒有，頭還有肩頸的距離是不是變遠了呢？然後請你依然坐著，把髖關節的髂肌往上提，而大腿骨往下壓，這時候發現了沒有，你的髂骨跟大腿骨之間的距離，是否因為你用最小的力氣，朝相反方向，營造出了最大的空間？這時候你是不是可以察覺到自身的延展能力呢？是的，這就是一個覺察自身延展能力的練習。透過這個練習，你可以知道自己平常在日常生活裡的放鬆程度，是不是還有上下延展的空間；還是你的身體已經習慣僵硬，就像木棍或水泥柱一樣，膠著不動。

如果方才你發現你的頸椎還能伸展，你的髖關節也能舒展開來，那就表示你的放鬆程度還不錯。相對地，如果只能僵直不動，那你身體的壞習慣真的需要改善了。

在稍事瞭解被過往習慣堆疊成的自己之後，容許我問：「你想成為什麼樣的自己？你是否想成為一個氣色更好，更輕鬆靈活的，更理想的自己？」這等同我問你：「你想擁有什麼目前的你沒有的好習慣？」或說：「你想甩掉什麼目前的你很想甩掉、卻還沒甩掉的壞習慣？」我挺希望能成為各位的神仙婆婆，當你許願你想養成的習慣，只要你寫下，經過練習，所有的願望一定能夠實現。現在就請你拿起筆，把新的一年的願望寫下來，記在《小月曆》或其他手札上。你每天打算花多少時間，走多少步的虛實步呢？或者要做多長時間太極拳起勢的練習？

把新的一年願望寫下來之後，每天就去實踐你跟你自己之間的海誓山盟。讓我們拭目以待，你會成為怎麼樣的更理想的自己呢？

提示、慣性行為、獎酬三段迴路構成習慣

過去我們可能忽視了，習慣並非命定，其實習慣是可以自主的，是可以自由選擇、自己拼裝、自己製造的。

甲骨文裡面的「習」字是从日，彗聲，本意是曝曬，假借為學習、習慣。到了小篆，「習」字的「日」訛變成「白」，「彗」聲訛變成羽毛的「羽」，所以在《說文解字》之後，這個「習」字，就都解釋成小鳥反覆試飛，練習飛翔的意思了。

荀子說「天生人成」，王船山說「習與性成」，有些習慣是「天生」的，與生俱來的；但也可以是「人成」，是由後天慢慢陶養而成的。所以說我們的習慣其實有先天有後天，是「天

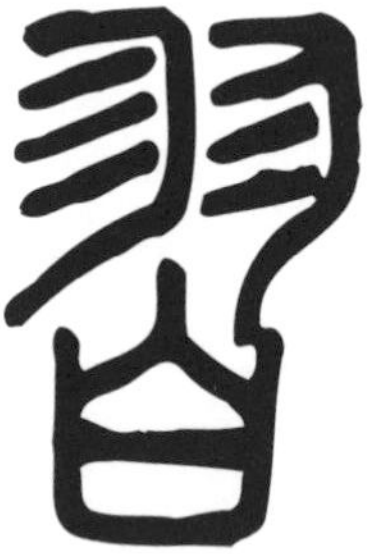

·段注本《說文解字》篆文

人合一」的產物。莊子說過，我覺得頂重要一句話就是：「咸其自取」（〈齊物論〉），你是自由的。習慣是每一天的累積，會加總成當下今天的你，所以每天你都可以選擇你要怎麼作為，經過一段時間之後，做到一個程度、一個熟悉度之後，它就自然而然變成習慣了。

所以習慣真的不是命定的，而是可以透過揀選、透過練習，慢慢養成的現在完成進行式。我們說習慣有兩種，有的習慣可能是你的環境特好，不假外求地擁有耳濡目染的良好環境，讓你就這麼順其自然地，在有意識、無意識之間培養了這樣的習慣。可是也有一種可能，就是你擁有的習慣，是你很刻意、深思之後的作為，經過每一天重複地練習之後，不再思考就能繼續，成為每天自然都會發生的作為。

我想舉一名在臺大「醫道習慣」課程學生的例子。這孩子因為跟著家長的生活習慣，所以住在家裡的時候向來早睡早起，加上他有一位很會烹飪的super阿媽，所以三餐吃得定時定量又豐盛。可上了大學住進宿舍之後，卻因為參加太多社團，又跟同學組隊打遊戲，導致早上起不了，晚上了不起，三餐不再定時定量，甚至不時會略過一餐、兩餐。原本他在良好的環境中，耳濡目染、不勞而獲的習慣，就這樣大崩壞。想想也是，如果我們的好習慣是環境給予的，就算你仍然能維持，具備不勞而獲的習慣優勢，我想，它總是比不上今天你能主宰自己，拿著《小步走》、《小月曆》等，每天規劃，每天記錄，做出選擇，從而創造一級優良習慣的決心與契機。

在《原子習慣》這本書裡提到，對的選擇加上持續的行動、經過時間的累積，能為我們的人生帶來巨大的變化。在生活當中，你真的只要找一個微小到毫不起眼的選擇，在經過漫長歲月的持續行動後，真的將能帶來巨大的變化。換算下來，每天只要讓自己進步百分之一，一年後就能成為今天的三十七、八倍的成長，你將看到一個完全不同的自己。

但是到底為什麼，比起好好吃飯、好好睡覺、早睡早起、勤加鍛鍊，我們卻很容易養成熬夜、追劇、打遊戲、吃零食的壞習慣呢？簡單來講，這些不好的習慣，通常可以讓我們的感官得到當下的滿足，而且好像不會馬上產生什麼副作用，所以很容易讓我們放任自己、沉溺自己，久而久之，就形成了習慣迴路。你會在沒有特意思考的情況下，無意之間就做了這些事。比方說在繁忙的工作裡，偶爾的休閒時刻，你是不是就習慣滑一下手機或翹個腳呢？然後再吃點垃圾食物？這好像就變成我們的日常了。也因為這樣，造就了鏡子前面一個氣色不太良好，脖子有點駝、胸有點厚、腰也沒有打直的自己。

另外有些習慣，我們稱它為壞習慣，但未必是這個習慣本身真有什麼大問題，而是劑量的問題。比方喝酒，如果淺酌一小杯，說不定還促進血液循環呢。可如果飲酒過量，就會導致酒精中毒，破壞血管，或者比一般人更容易罹患中風的毛病。又比方追劇吧，我常聽學生說：「別推我入坑，我一入坑，就沒日沒夜。」但這其實也是劑量的問題。像我會規範自己：再喜

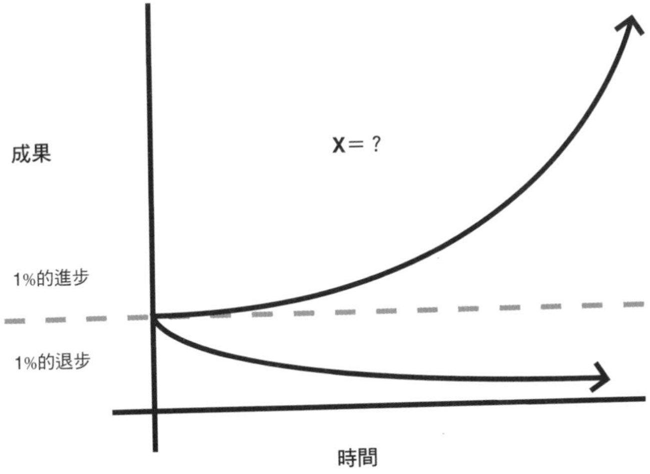

每天×進步1%，持續一年：$1.01^{365}=37.78$

每天×退步1%，持續一年：$0.99^{365}=0.03$

歡看的劇，在工作很多的日子，在吃飯剛開始的時候開電視，吃完最後一口，就得把螢幕關掉了。所以我覺得電影、戲劇之於我，可能對我的人生觀，對我的事業，都能產生一些正面的陶冶跟影響，不該被歸類於壞習慣。因此各位在陶養習慣、設計好習慣時，也不要忘了劑量的問題。

那如果已經有了壞習慣，究竟要如何擺脫呢？在學校開設的「醫道習慣」課程中，我讓同學填寫當下最想改掉的壞習慣。好多好多同學的表單上，都寫了「過度使用手機」。所以我們大家各自出謀劃策，想想可以怎麼做呢？比方說，當你決定這個時段不要使用手機，就把它徹底關機，把它擺在抽屜裡，甚至把它鎖起來，或擺到更遠的房間，增加取用的難度。漸漸地，你跟手機的關係變得非常美好，就是它不在無意之間占用太多的時間，而是：好久不見，我今天過得好充實啊！好吧，來點小點綴，用一下手機吧。它不再是害你視力變差、害你荒廢時間的東西，真的就是飯後一小口甜點的滋味了。

習慣是經由提示、慣性行為、獎酬三個要素所構成的迴路，一旦成型，隨著時間越久，會變得越來越自動化，人腦會從需要考慮、刻意、留神才能做好這件事，變成完全不需思索就能自動完成。當你的大腦不再需要投注心力於生活中常常出現的瑣事時，比方說吃完東西後要不要刷牙這件事，就可以把更多的注意力轉移到真的需要動腦的事物上，讓大腦可以更高效地發揮。這就是習慣形成的主要原因，能讓生活變得加倍輕鬆。

二〇〇六年，杜克大學發表的一篇論文，支持了這個觀點。[1]它告訴我們，生活當中居然有超過百分之四十的活動是習慣使然，而非來自你當下所做的決定。所以，親愛的同學，當你想要改善、優化你的人生，你就要先檢視這些每天占比百分之四十的習慣。我們可以說，人一生成功無悔、幸福的祕訣，就是揀選並且製造優良的習慣。所以請你檢視自己到目前為止的習慣，如果有什麼值得改進、改進比較好，或必須改進、甚至不改進實在不行的習慣，就請你把這個在個人生命史上，最具自主意義、創造意義與改革意義的命題，就在當下眼前，就在這個春夏秋冬，讓我們自由無限、改善無限、創意無限地展開。

習慣學研究者告訴我們，在改變的過程當中，一定要設立明確的目標，明確到你一設立這個目標，就馬上知道要找什麼資源、要做什麼行動來完成它。比方說當我定下的目標是：怎麼樣才能整天不費力地打直脊椎。在這個目標設立後，在生活當中不知不覺就會開始注意到所有能夠延展身體中心線的體育活動，像是延長身體中軸，或者拉長所謂的「第五條線」的禪柔。還不時會發現很多能夠協助脊椎打直的方法、設備，比方說，買一個大尺寸夠大的、畫面品質理想的電腦螢幕，讓我坐在電腦前，能夠「緣督以為經」，而不是低頭看著筆記型電腦。當我

1 詳參David T. Neal, Wendy Wood, and Jeffrey M. Quinn, "Habits—A Repeat Performance," in Current Directions in Psychological Science, Volume 15, Issue 4 (2006), pp.198-202.

選擇椅子的時候，也會挑選最容易讓我的脊椎打直的椅子，而不是最美麗、最舒服的椅子。目標設立後，所有的相關資訊開始出現在我身旁，這就表示，一切養成好習慣的可能性一直都存在著，只是過去你並不重視所以忽略而已。

一旦我們設立了真愛自己、優化習慣、提昇心身能力的明確目標後，就開始有足夠強烈的動機，每天不停地留意、記錄、重視這件事，這個目標，就會自然而然地成為日常生活中的重要部分。問題是，在這個強調多元價值的時代，真的有合適這世上千差萬別的人們共同追求的目標嗎？如果說，幸福就是要成為更好的自己，那人人都需要的更好，到底是什麼更好？或者說，當愛你的人對你說：「我都是為你好。」這所謂的好，又是什麼的好呢？到底有哪些好是具有普世價值的？想想每逢跨年的時候，不管我們在地球的哪個時區、哪個經緯度、哪個地域、說哪種語言，都會在跨年那刻，喊出身為人類的共同嚮往：「Happy New Year！新年快樂！」可是到底怎麼樣才算是一個人好好活著，而且快樂活著的基本盤呢？

道家思想要我們返本全真。你想過嗎？什麼是生活與生命的根本，什麼是最重要的事呢？而醫道同源，當我們稍事核對一下，我們跟莊子之徒的身之所向與心之所往，就會發現並沒有太多不同。莊子說：「終其天年而不中道夭。」（〈人間世〉）各位，我們都跟莊子一樣，沒打算中途夭折對吧。莊子又說：「邴邴乎其似喜乎。」（〈大宗師〉）誰不盼望能夠明亮開朗、滿足開心呢？莊子特別強調得道者的「其臥徐徐」（〈應帝王〉）、「其寢不夢」（〈大宗師〉），可見睡得好、睡得沉，不只是活在當代文明世界的我們需要重視的課題，早在莊子的時代睡眠品質就是足以衡量人生品質的重要關鍵。

《莊子．大宗師》提到：「滀乎進我色也」，又說「年長矣而色若孺子。」誰都想要有好氣色，尤其對年長者來說，好氣色可說是眾人的嚮往。莊子也提到：「其息深深」、「聽之以氣」。我們都想呼吸不急不喘，希望我們的知覺不遲鈍而敏銳，能夠聽之以氣。這些都是扣緊生命的核心目標，是這麼根本、這麼重要，又這麼核心的課題。回頭想想，我們活到今天究竟為這些做了多少努力呢？

莊子說：「咸其自取。」我們都是自由的，習慣是可以自由選擇的，如果我們改變用心的習慣，我們的心情就會變好；如果調整使用身體的習慣，你的姿態、你的健康狀態就能逐日改善。如果提昇了自我覺知的能力，改變跟他人溝通的方式，強化自我理解，強化感知對方的能力，你就不容易講出傷害對方的話來。當你持續地、不斷地付出一些小小的努力，或者把它當成一個課題，用十天、一個月，甚至一季、一年的時間來培養這些核心習慣。如果我們都能養成這些美好習慣，絕對能幫助你改善人際關係，甚至改善任何你在意的面向——畢竟有什麼專業不需要一個良好的心情體況來完成呢？

良好的身體習慣是人生的基石

西方的快樂學幸福理論探討的其中一個問題是：「什麼是世界的終極貨幣？」很多人愛錢，但錢最後是為了買什麼呢？我們的終極價值到底是什麼？就像康德所講：「人是目的。」人本身才是最重要的目的，金錢不是終極目的，吃喝玩樂當然也不是，人才是。所以就讓我們把在意、注意力收回到人自身。讓我們把培養良好的心靈和身體的習慣，當成生活中值得持續關注的一件事來進行，從而開展嶄新敞亮的人生。

現在我們已經知道養成好習慣，可以遇見更理想的自己，但我們究竟要養成哪些好習慣，可以像一個房子的樑柱，把房子建構起來，讓人能在其間優游生活呢？

接下來的課程會分五個面向，來談需要養成的習慣、練習的項目。經由不斷地練習、養成習慣，讓我們的心靈、身體都能活得更輕鬆自在、優游。

首先要談的是：身體的習慣。

文藝復興時代，當米開朗基羅最偉大的作品「大衛像」問世的時候，有一位記者就問了：「您是怎麼創造出這麼偉大的作品的？」當時米開朗基羅是這樣回答的：「當我走到採石場，有一塊巨大的大理石出現在我的眼前，那個時候，大衛就已經坐在裡面了，我只是把多餘的石頭鑿掉，留下大衛的理想原型。」

誰不想要身體不痠、不痛，更輕鬆靈活？問題是要培養什麼樣的使用身體的習慣，才能達成這樣的目標呢？培養身體的良好習慣，最重要的就是莊子講的「緣督以為經」（〈養生主〉），老子講的「守靜督」（〈十六章〉）。我認為，在習慣學殿堂的中央，有一根擎天柱。如果同學有學習瑜伽的經驗，印度瑜伽認為：脊椎是神聖的殿堂，我們把這條脊椎豎立起來，全身自然就容易放鬆了。這條身體規訓在不同時代、不同文化傳統中，也一再地被強調。簡單來講，樹立身體中軸就是讓我們的脊椎垂直於地面。但到底該怎麼穩定脊椎？這件事為什麼在不同時代、不同文化傳統中，一次一次地被強調？又究竟要如何辦到呢？最簡單的方法：每天頂十塊錢臺幣銅板五分鐘，然後每天延長五分鐘。希望更具功效的，就利用每天零碎時間來做「穴道導引」，建立打直脊椎的習慣。

在醫道習慣課程中，我們附帶過兩本小冊當中夾有一張紙片，上面寫著：「間隙之光、縫合新習慣。」如果各位學習過「穴道導引」的話，剛好就可以在每天起床的時候，在床上做完你習慣躺在床上做的比方二十五式，然後雙腳落地來到床邊，做你覺得合適床邊做的比方十式，這可以讓每天的「賴床」變得非常有意義。上廁所的時候，坐在馬桶上可以做合適你的廁導引比方五式。還有飯前六式，飯後十三式等，甚至還有擦保養品的時候的五式。或在窗邊發呆的時候就做窗邊比方十式，這些零碎時間，都可以得到充分的利用。當然，如果你希望功效更顯著的，可以練習太極拳的起勢，同時試著讓意識進入後面會講的「神凝」狀態。

重點是天天練習，讓這些鍛鍊成為生活中自然不過的一部分。那麼相信不到半年，在生活裡面的坐著、站著、躺著、行走，豎起脊樑的習慣，你一定能夠養成。另外在「醫道習慣」課程當中，我個人覺得非常珍貴的一部分，就是能在站著或走路的時候，養成虛實分明、把重心落在單腳的習慣。每天至少選一餐，在餐後練習十五分鐘的虛實步。如此一來，豎起脊樑的功夫便因為下半身的參與，達到所謂的「下接地軸、上接天根」，而更加完整。

當我們能豎起脊樑，做到「守靜督」、「緣督以為經」，行走站立又做到虛實分明，那麼就能逐漸達到莊子所講的「形如槁木」，整個身體會像乾掉的木頭這麼輕鬆。各位切過生薑嗎？你知道四錢的生薑曬乾了只剩一錢嗎？乾的木頭跟濕的木頭比起來，是何等地輕盈。太極拳為什麼說「一舉動周身俱要輕靈」，就是因為你「守靜督」、做到「緣督以為經」，身體的中心線強化了，不會因為無力而駝背、駝腰、駝脖子了，隨時都能保持豎起脊樑了。就像旗桿豎起來了，全身的肌肉筋膜就像旗面一樣，很自然地可以輕鬆擺放。

我們只要樹立這樣一個小小的目標，每天都更加放鬆靈活，那麼無病一身輕、一身輕無病的身體，就在不遠處等著我們。

落實好好吃飯的習慣

第二個練習，是落實好好吃飯的習慣。

傳統醫學告訴我們，人體的皮表有氣穴，穴道會通往孫絡，孫絡會聯繫到絡，絡會聯繫到經，經會聯繫到臟腑，我們的氣血必須要流動順暢，人才會健康。而一天三餐的質量，可是會大大地影響你的氣血狀況的。那到底要怎麼樣才能算有好好吃飯呢？各位是否有聽過《孟子・梁惠王上》提到的「君子遠庖廚」？但是在《莊子》書裡，居然不只一次提到男子自炊，甚至於可以幫妻子兒女燒飯做菜。為什麼燒飯做菜這件事，在醫道同源的傳統裡，居然是這麼地重要？一旦我們能夠理解傳統醫學《黃帝內經》中「脈氣流經」的身體，所謂「穀盛氣盛，穀虛氣虛」（〈刺志論〉），「穀」指的是五穀雜糧。你的氣是否充足跟攝取多少穀類，有非常密切的關聯。所以研讀傳統醫學的朋友，通常還是會適量地攝取澱粉，絕對不敢不吃澱粉或者吃太少澱粉。

人有先天之氣和後天之氣，先天之氣也就是所謂的真陽之氣，在本課程當中會傳授虛實步、太極拳，穴道導引的「乾坤收與放」，都跟積累真陽之氣有密切的關聯。而後天之氣的長養，可就跟一天三餐有密切的關係了。好好吃飯與否，是決定一個人的後天之氣是否充足的關

我們就來看太極拳所謂的標準睡姿。右腳是伸直的，而左腳的腳背會勾住右腳的委中穴，左手就擺放在左腿上，右手大約就跟身體呈九十度擺放。睡覺的時候，我覺得更重要是心靈的功夫，就是你要把注意力擺在丹田的位置，不要有任何念頭，當然更沒有負面情緒，就可以快速地沉沉入睡。相對地，如果不是睡覺，而是上課或工作時感到精神不濟，那就千萬不要把注意力放在丹田，而是放在眉心或者頭頂的百會穴，反而可以提神。注意力擺在越高越清醒、擺在越低越容易想睡，這樣就對了。

接下來細說一下，要怎麼樣把注意力擺在丹田。

先把眼睛閉上，把注意力放在肚臍以下四指幅（同身寸三寸）左右的關元穴，這就是丹田的位置。你雖然閉著眼睛，但想像自己閉著的眼睛正注視著這個位置，然後再慢慢地把你的情緒完全關掉，把你的思慮關掉。思慮也要關掉，讓它沒有文字，一個念頭都沒有，就這樣保持這個神凝的狀態。這就是我們要養成的未睡身、先睡心的習慣。

所謂未睡身、先睡心的活動，不是躺上床才開始的。假使你打算十一點要入睡，建議你從十點鐘開始就關掉所有３Ｃ產品，培養讓你的意識逐步進入睡眠狀態的習慣，接著會感到越來越睏，一旦有這樣的意識狀態、還有姿勢的話，你的肌肉會非常放鬆，這將大大提升今晚的睡眠品質。

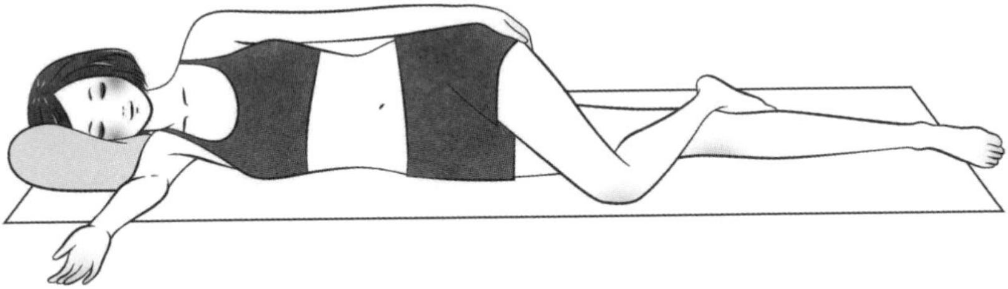

鍛鍊好、吃好、睡好，心情就容易好。更何況，我們可以透過用心的學習與練習，重新開始成為更好的人。

鍛鍊心的習慣：乘御己心，凝定心神

第四個練習，是鍛鍊心的習慣。

心的習慣很容易被忽略，人們很容易誤以為這個人有修養、那個人沒修養，都是固定不變的。不是的，那只是還沒有經過練習、養成習慣而已。透過用心的學習與練習，可以讓你輕鬆地變成更好的人。那究竟什麼是心的習慣呢？

這裡我想拿自身來舉例。曾經自以為是個凡事追求完美的人，所以一旦事情沒做好，或誰讓這個事情出差錯，我會非常地扼腕，非常地緊張，非常地憤怒。但在十幾年前生病罹癌之後，我開始很認真地在日常生活當中實踐莊子思想，得到了一些關於心的體悟，尤其在住院治療期間。之前可能覺得：培養用心習慣能幹嘛？有修養是嗎？好欺負是嗎？但是在癌症病房會有完全不同的體悟。當身體傷口越來越多，或者正在流血，這時候如果能做到沒有念頭、沒有負面情緒，你會忽然發現，出血的狀況好多了，皮膚本來龜裂的傷口竟然好轉了。在發現這些驚人的改變之後，你會更加地明白，保持良好的心情，真的非常重要。但是如果不是遇到這樣的人生困境，通常在日常生活中，我們都努力振翅著想飛上枝頭，誰會注意心是否能夠歸返自身，安家歸巢？我們都在意著前方，很少會把注意力放在自己的心上。

後來我重讀醫書才非常驚訝地發現，早在《黃帝內經》就曾說：「精神不進，志意不治，故病不可愈。」這什麼意思呢？如果精神沒有不斷地往前走、不斷地進步，讓自己負面情緒越來越少，念頭也越來越少的話，那你的疾病是很難好轉的。甚至於《內經》提到如果沒有維持良好的心情，不管你怎麼樣吃藥、怎麼樣針灸，可能都沒辦法見效。心情扮演著非常關鍵的角色，難怪醫家道家都教我們怎麼樣使用心靈。

坊間很多的用具，我們可能會依賴說明書來學習怎麼使用，但出生到今天，我們曾翻閱過教人如何使用心靈的說明書嗎？莊子教我們「神凝」，凝定心神，讓心能定住，安定下來、安靜下來，為什麼要這樣呢？

孟子告訴我們「志至氣次」，太極拳說「以心行氣」，也就是當你在意著外面，你的氣就渙散到外面去了；而當你注心於自身的話，氣就慢慢地蓄積，積累在自身體內了。簡單來講，培養這樣的用心習慣，就是不要把注意力一直擺在外面，不要一直在意別人怎麼講你，別人怎麼規範你，別人怎麼看你；而是把注意力回到自己的身上，學習怎麼用心。學開車的人，一旦學會怎麼樣控制方向盤，就學會了能控制車子前進的方向。而你學會怎麼用心，就能駕馭自己的心，不讓它失控，不讓它發生車禍，也不會因為別人的謾罵或途經風景的驚艷與醜惡影響你的心情，任何人事物都不會影響你人生本該自在優徐、慢慢往前走的旅程。

所以我們選擇乘御己心，凝定心神，讓心隨時向內觀照，保有安定靜好的心。養成這樣的心靈習慣，我們的生活才可能潤澤一己，磅礴萬物。即使生命的大雨來了，處在人生的逆境裡，我們依舊要努力保持輕鬆靈活的心。

可是我們怎麼樣做到這一點？其實這跟我們如何看待這一場大雨密切相關。如果我們用大雨來形容生命中的挫折，有人說這是一種果報：「善有善報，惡有惡報」，於是這一場生命之雨就變成惡報之雨了，必須以罪人之身甘願承受。但其實這場雨對於生命是正面或負面，都取決於你怎麼看待這一場雨。

我在癌症病房期間請了一位看護，本來說好要照顧我七天的，但是她過了兩天就發現不妙，這個人怎麼一個晚上要起來如廁十幾次，每一次還要幫她擦藥，一次就要花一刻鐘到半個小時的時間，因此兩天後她打算請辭。請辭之前還撂下一句話說：「蔡老師，個人造業，個人擔當。」在癌症病房的我，好像正在承受我的惡報之雨。第二天來了一位新的看護，她說：「蔡老師，妳不要氣餒，我們基督教好多聖者，都是經歷過疾病的苦難才成為聖者的。」我忽然發現，不同的想法會讓你搖身一變，從一個惡有惡報之人，變成了聖者。

而儒家的孟子告訴我們：「天將降大任於斯人也。」（〈告子下〉）於是那場雨一如烈火，是你要成為鳳凰所必經的。莊子說：「飢渴寒暑，是事之變，命之行也。」（〈德充符〉）原來是命。而這所有難以操控的命運，正是供我們千錘百鍊、陶養強化自己的心靈所必需。所以我們都可以選擇在逆境當中，不貧窮自己的心志，不傷痛自己的心情，不病苦自己的心，不辜負大雨滂沱連日不已的機緣，守護好生命中最值得注意疼惜，而且我們有能力有責任好好照顧它、愛養它、強化它的空明靜好之心。

重構愛的習慣：重視美好的靈魂

第五個練習是愛的習慣，或者說在生活裡重構愛的習慣。

大多數人都想一個你在意的人，能夠在生活當中不斷地對你訴說「我愛你」。但可曾想過是不是要在日常生活中，陶養一個容易讓對方說出「我愛你」的自己。

在談愛的習慣之前，先來了解影響幸福指數的最重要關鍵是什麼，根據哈佛大學長達七十六年的格蘭特研究告訴我們：是真愛。它可以是友情、是親情、也可以是愛情。所以如果培養一個人擁有良好的愛的習慣，就很容易變成一個幸福的人。

那麼真愛究竟要如何擁有，又要如何才能擁有更多的愛呢？

在愛進行之前應該先搞清楚：你是因為需要而愛上，還是因為愛而想為對方付出？不管是戀愛或相許終生，可能第一次見面的時候，會在乎對方的五官、對方的身材、對方的妝容和服飾品味、興趣嗜好等等，但最後人與人之間的感情，都會變成一個近距離觀察靈魂的活動，直視的必然是對方的靈魂與心。

我舉一個女學生的例子。戀愛之初我問她：「為什麼愛上他？」她說：「帥呀！」這理由不是很簡單嗎。後來四年後，她淚眼汪汪來找我，我說：「為什麼分手，不帥了嗎？」她說：「不是。」因為覺得對方愛她的心太冷了。對，最後愛是一個直視心靈與心的活動，所以一個非常值得培養的好習慣，就是重視美好靈魂的習慣。但要怎麼做呢？

在愛的進行式裡，老莊思想啓發我們，養成用了解來取代取悅的習慣，並且立定這樣一個目標：自許成為對方的頭號知己。明白衝突不是壞事，而是相知版圖擴大的契機。當你養成這樣的習慣，在衝突的當下能進入對方的處境，就不會說出傷人的言語、做出傷人的事情來。還有養成能夠發掘、強化對方優點的習慣。最後莊子讓我們明白，在愛裡最值得留意的一件事，是要養成「相忘」的習慣。這個忘是指不要太在意，養成不陷溺、不執著、不占有的習慣。深情，但不滯於情。因為就算失去一切，你的心神靈魂也永遠不會失去。滾滾紅塵裡，沒有我們要定的人，只有我們要定的心靈與心情。

習慣學研究者提醒我們，要養成好習慣，做記錄跟追蹤進度是非常重要的。所以可以留意生活中有哪些選擇，是需要你時刻留意，不斷衡量並進行管理和改善。不過如果你是自己實踐缺乏動力的人，也可以招呼好朋友、親友跟你一塊進行，讓大家一起監督、一同砥礪，就更容易實現了。

在醫道習慣的線上課程中，搭配有兩本手札，我稱它為「小小之約」，希望決心養成醫道習慣的朋友，可以經由這樣一種小小的行動、小小的約定，陪伴你輕鬆前行，逐步完成自己設立的習慣目標。小小之約的其中一本手札是《小月曆》，你可以日日把想養成的習慣如許願清單般一一寫下，讓小月曆陪著你籌謀策劃、共許盟約，然後按著時間軸一一把它完成；也可以直接拿來記錄當天踐履完成的事項，留下邁向習慣標的途次行經的每一足印與軌跡。另一本手札是《小步走》，可以寫下想完成的項目，一項一項先行記錄，等到你做到了，就可以撕掉了。這撕掉並不是失去、或者擺脫的意思，而是這些行動、這些心情、這些體況，已然達標，就彷彿已在朝暮間服食、消化到心靈和身體裡去，漸漸養成習慣了。期待讀者能藉由類似「小小之約」兩本小冊的朝夕相處與協助，督促自己身體力行地完成這些實踐項目，而且越戰越勇，歡喜重生。

其實沒有人想要失控的人生，只是在不同的價值下，每個人想要掌控的並不一樣。君王想治理的是天下，商人想管理的是財富，而正在進行「醫道習慣」養成的你我，藉由傳統醫學跟道家思想，了解要主宰的是自己的心情、體況，和自己的氣血。

當我們設定心身所要達到的明確目標後，我們練習身的習慣，吃的習慣，睡的習慣，心的習慣，愛的習慣。就像每天學習拍打翅膀的雛鳥一樣，經由練習，終能達到不刻意就能好好吃飯、好好睡覺、好好鍛鍊，擁有養成習慣、自在翱翔的那一天。

當下一個春夏秋冬重新來過，我們的心身都必須成長更多。

第一個單元的醫道習慣總論，我們就聊到這了。第二堂課要談的是凝神與解愛，一堂課治理好我們心情與情感的問題。

下堂課見了。

第二章

凝神與解愛

在愛裏學會眞愛

這個單元叫做「凝神與解愛」。各位可能好奇，凝神跟解愛到底有什麼關聯呢？當你了解凝神與解愛的關聯，而這兩者真的在你生活中落實聯繫起來的時候，你就能自由自在地優游於情愛天地。

在上一個單元的五個練習裡，我們講過愛的習慣。接下來，我們就以這個部分作為開展，讓同學能夠更清楚明白如何養成愛的習慣。

愛之所以，愛之所在

在進入愛的模式之前想先跟大家聊聊「你究竟愛他的什麼」，或「你是否知道他到底愛你什麼」。我想舉個例子，在我過去一場歷時十年的感情談到第兩三年的時候，開始發生很多的衝突，但是我很不解，我覺得他是非常愛我的，可是為什麼我們那麼常吵架？為什麼吵架的時候、我哭的時候，他會這麼地生氣？他的反應為什麼是站得遠遠地、忿忿地看著我，而不是過來拍拍我、安慰我？

我去請教一個很好的朋友，他喜歡看心理學的書籍。我們有煩惱的時候，通常會請教這樣的人。他就問我：「妳認識他多久了？」我說：「三年。」「那妳知道他愛妳什麼嗎？」我聽完愣住了。老實說我不知道。於是當天晚上，我就打電話問我當時的男友了：「你喜歡我什麼？」他聽了說：「這問題我要謹慎回答。」我覺得好不真誠喔，你就照實回答不就好了嗎？他告訴我：「其實我很不想讓妳知道我為什麼喜歡妳。」我說：「為什麼呢？」他說：「我怕我的答案跟別人一樣，這樣不是很落俗套嗎？」我就說：「那你就照實說嘛。」他說：「我喜歡妳的聲音。」我聽了非常失望，我想到我那些播音員朋友，想到正音班的朋友，他們的聲音都比我好太多了。「那你打開收音機不就好了嗎？」接著他說：「我不要跟別人說一樣，我要講點不一樣的，我非常喜歡妳的手。」我聽了更失望了，難道他沒翻過時尚雜誌，不知道有一種職業叫「手模」嗎?在我非常失望的時候，他問我：「那妳心裡希望的答案到底是什麼？」我說：「善良。」沒想到他回答我：「善良?我覺得妳很普通啊。」

後來我跟那位讀了很多心理學的朋友說了對方的答案。他說：「妳看，我說吧，這就是他喜歡妳的，跟妳自己覺得很重要的不一樣，你們之間才會有這麼多爭端。」

之後機會來了，我就繼續追問我前男友：「難道你不覺得蔡璧名跟一般女孩有一些不一樣的地方嗎？」他問我：「哪不一樣？」我說：「比方說，身為一個女人，我覺得我的小兒女情懷比一般女子少一些，但我有很多的文化關懷啊，像對莊子、對傳統醫學、對太極拳，還有詩歌、文藝等等。這不就是我的特色嗎？」沒想到他聽了以後告訴我：「這些我好怕，最好通通剪掉，沒有更好。」在那一剎那我才真實明白，原來他真的愛上的，並不是蔡璧名之所以為蔡璧名之所在。

如果這樣，兩個人在一起的話，是不是有點糟蹋彼此的生命呢？如果沒有學愛，通常在感情的路上，也許感覺對了就愛上了，沒有深刻地考量那個給你帶來強烈感覺的笑容、言語或動作，其實可能只是一片樹葉輕滑過你微醺的臉龐，或寂寞太久的心湖。完全沒有回頭考量，觸動你的那片樹葉是來自一棵什麼品種、長在怎麼樣的土壤、安於哪種氣候的一棵樹，或者這樹的樹蔭到底是不是能庇蔭兩家，或者你們兩個人，或者至少能照顧、庇蔭自己。你完全沒有考量。

所以我要提醒所有修習「醫道習慣」的朋友，在進行愛之前，在你自以為深愛對方之前，在向對方告白或者接受對方告白之前，在向對方求婚或者接受對方求婚之前，真的要先搞清楚對方愛的究竟是你的什麼，你愛的究竟又是對方的什麼。是因為需要而愛上，還是真的深愛對方而想為他付出？

在幾千年前，莊子就在他的著作裡透過自己與惠子的對談來提醒我們：「今子有大樹，患其無用，何不樹之於無何有之鄉，廣莫之野？彷徨乎无為其側，逍遙乎寢臥其下，不夭斤斧，物无害者，無所可用，安所困苦哉？」又說：「且也若與予也，皆物也，奈何哉其相物也？」。

你想怎麼樣被愛著？他愛你是因為你是個有用的東西，還是呵護你如同尊重獨一無二的蘊藏無限可能的生命？我想這就是養成愛的習慣，解愛的第一要務：明白愛你的人到底愛的是什麼，明白自己究竟是愛對方的什麼。而在確認彼此究竟是否真愛彼此之後，我們要問的是：真愛究竟如何才能擁有，又要如何才能擁有更多的愛？是需要從內創造，還是要向外尋找？

用了解來取代取悅

戀愛或者相許終生，不管一開始你有多在乎對方的容顏、身材、學歷、妝容、穿搭、品味、談吐、才華，終究兩個相愛的人會進行到直視對方靈魂的活動。如果說一個人的外表、容貌我們一分鐘就可以看仔細的話，試問靈魂呢？

我們之前簡單地提過，在愛的進行式裡，《老》《莊》道家經典啟發我們：要用了解來取代取悅，自許能成為所愛的一生知己、頭號知己；養成看待衝突就是擴大相知版圖的習慣；養成能發掘、強化對方優點的習慣，並且能在愛裡養成相忘的習慣。以下我們就一一細說。

第一點是「用了解取代取悅」。生命中的每一次相遇，都有機會成為一生知己。聞一多〈紅豆〉（四十二首之十）說：「我倆是一體了，我們的結合，至少也和地球一般圓滿。但你是東半球，我是西半球，我們又自己放著眼淚，做成了這蒼茫的太平洋，隔斷了我們自己。」

每個相遇，都有可能成為一生知己。當你不再只是你，我不再只是我，而是「我倆一體」的我們自己。每個人都呱呱落地來到這個世界，因為相遇、相識、相知、相惜，使得每一個孤獨的自我都有機會成為一體的我們。

什麼叫用了解來取代取悅呢？怎麼樣讓自己被對方了解呢？

就是要把你內心的想法和真實的你表達出來，完整地袒露自己，而不是一味地想要取悅對方，只展現對方可能會喜歡的那一面。如果只是取悅對方，對方所認識的永遠都不會是真實的你，只是一個看似完美的、理想化的你。一旦有一天，出現了他不喜歡的面向，可能會因為幻想破滅而無法接受。

短期來看，表現真實的自己是存在風險的，因為對方可能不喜歡，很快地結束了這一段交情，斷了進一步發展的機會。但這樣一來是不是可能把一場或許將長達十年的，算不上美夢、甚至是惡夢，縮短成三個月呢？而且這樣才能吸引到真正理解、接納、喜歡你的朋友。畢竟知己是可以製造的，透過努力不斷地深入了解彼此，深度地與對方融合。不管今天是親子、朋友、情人還是夫妻，不斷了解都能成為彼此的頭號知己。

所以在愛的進行式裡，解愛的第一把鑰匙是用了解來取代取悅。比尋找更重要的是努力，努力成為所愛的頭號知己。在不斷了解對方的過程當中，發現他就是一個能在黯夜裡發覺你的星光、你的光亮的人。你會發現，因為他的存在，即便你自覺你的生活、生命，黑暗居多，但是他就是能在意、珍惜你的光亮，你也會因為他而開始愛養自己的光芒，因此開展出格局敞亮的人生。

但是在不斷了解的過程中，如果發現對方是一個總是挑剔別人缺點的人。就好像你的生命原本是萬里無雲，但再怎麼樣的藍天也會有幾隻烏鴉悄悄飛過，如果他不斷在意、批評、挑剔，你可能會開始糾結在這些烏鴉的黑點裡，而忘卻了自己原來的生活與生命，擁有的萬里無雲萬里天。在了解的過程當中，如果遇到的是一位不斷發掘、強化你的優點的人，對於自我的生命，將會發生非常正向的能量與影響，反之亦然。這就是了解的重要了。

面對衝突與相失——「照之於天」

接下來我們要談的是如何面對衝突與相失，如何處理情傷。可能可以從另一個觀點來看衝突：衝突是了解對方的另一種契機。感情剛開始的時候，大家不都像孔雀開屏嗎？都展現自己最美好的一面。那時的情感像沸騰的熱水，興致是非常高昂的。可是孔雀也不可能整天開屏，牠會累；而沸騰的熱水，最後也會回到常溫。

所以當兩個人之間開始發生衝突，你要知道這非常正常。心理學家約翰・高特曼（John Gottman,1942-）告訴我們：所有健康的戀情、恩愛的夫妻，和平與衝突的占比大約是五比一。當發生衝突的時候，你可以算算，是不是已經有五次的良性溝通了才發生一次的衝突？你就會告訴自己：這是正常的喔，不要擔心。看看從這個事件當中，能學會什麼，怎麼改進。而最重要的是，衝突存在一個非常正向的功能，因為衝突，你能更了解對方，你們相知的版圖因此又擴大了，有機會更了解彼此了。

接下來重要的是：發生衝突的時候該怎麼辦呢？我們就來實踐莊子講的「莫得其偶」、「得其環中」，還有「照之於天」（〈齊物論〉）。先看「莫得其偶」，這個「偶」就是對立。要隨時注意，不要站在跟對方對立的立場。我們常會看到一些吵架的名場面：「欸，你這個人這樣，叫我怎麼信任你啊。」「你這個人就是這樣，永遠都不體諒別人。」各位，會不會覺得針對性很高呢？一旦和對方對立，就特別容易針對對方。要記得，千萬不要對立。還記得嗎？一開始我們說「我倆是一體」的，那究竟要怎麼樣才能做到跟對方一體呢？那就要遵循莊子說的「得其環中」。任何一件事，不要站在自己的立場來看對方，你先把事件當下的自己跟對方擺在圓周上，然後你站到圓的圓心來——想想，對方會希望你怎麼對待他；今天如果你是對方，會希望別人怎麼跟你互動？就像立在圓心一樣，你能等距、客觀地為對方著想。你希望自己在這個處境別人怎麼對你，你就大可怎麼樣對待對方。當然也會因此注意到，人與人的不同。每一個人成長的家庭、背景、所讀的科系、所受的教育、一路走來的人生都不一樣，不可能要求對方每一件事都能按照自己的想法來進行。更重要的是，在兩個人相遇的時候，他跟你已經擁有完全不同的習慣，而這個習慣持續了十幾年甚至二、三十年，或者更長時間了。

如果都這麼想了，還是不能體諒，心裡還是過不去的話，那就「照之於天」吧！這世上很多的衝突，當出現在眼前的時候，會讓人覺得彷彿驚濤駭浪。但如果你上升到月亮甚至是太陽的高度往下看，那就只是小小的一個魚鱗片而已了。你可以問自己，這件事情在三個月後、三年後、十年後，我還這麼在意嗎？如果你說，那時候當然不在意了，那為什麼不現在就看淡，讓你們美好的緣分更長，衝突的時間更短呢？

濃淡相宜才能「不以好惡內傷其身」

講完衝突，接下來要談的是兩個人之間，到底怎麼樣的濃淡輕重最為合適呢？親密與自由，究竟要如何才能同時擁有？

人在滾滾紅塵中常會因為那一眼而愛上。一旦愛上，越是相親相愛就越會依戀、執著，就越想占有，也因此限制、攪擾了親愛之人的生命。莊子說：「吾所謂无情者，言人之不以好惡內傷其身。」（〈德充符〉）永遠不要因為太愛或者太恨而傷害自己的心神氣血。所以因為愛，我們一定要學會不執著。

怎麼樣的濃淡最合適呢？透過了解，可以知道在意的對象想要的天空有多大，而你渴望的親密有多近。你們想要的遠近是一樣的嗎？想要天空的遼闊度是一樣的嗎？到底什麼樣的濃淡才是最合適的？你的在意會不會太濃了，在對方看來會不會太超過了？反之亦然。

「飲食男女，人之大欲」，舉一個乍聽好像跟愛情無關、卻又密切相關的例子。「男女」彷彿「飲食」，在情感上每個人的食量大小、所需菜色，都可能不同。就像有一回我請一位私交甚篤的上海朋友用餐，為了表達熱情，我每點一道就問：「再點一道這個好嗎？」於是有檸檬鱈魚、核桃雞丁、酸菜豬肉絲、苦茶油麵線、清炒蘆筍等，合計六道菜。可等我點完，朋友才說：「璧名，妳要負責吃三分之二。」我問：「那妳剛剛怎麼不說我點太多呀？」「我怕妳吃不夠。上次跟妳吃飯，發現妳吃得跟我兒子一樣多。」所以後來她就很典雅秀氣地，吃不到三分之一便說：「我飽了。剩下是妳的。」我就繼續吃，最可怕的是剩下的我居然全吃完了。她說：「我好佩服妳真的吃完了！」我就開始解釋為什麼能吃完：「因為今天菜的道數多，我吃一點苦茶油麵線、配一點酸菜豬肉絲、再搭一口蘆筍，因為搭配一直在變化，所以不知不覺慢慢就蠶食鯨吞地吃完了。可如果今天只一道菜有六倍的份量，我是不可能吃完的。」

當我講完這個故事，想問的是：我這個食量不小、需要很多菜色的女人，各位會覺得我很「渣」嗎？

我曾經在課堂做一個調查，問我的學生們：自從我開始出書後，跟每一家出版社的版權合約多半都簽三年，三年後可以選擇續約或換另一家。我是自由的。大家聽了都覺得正常。接著我就問：假使你的愛情可以如是簽約，你希望跟對方簽的是「終身之約」，還是三年的「定期契約」？我讓學生們舉手表決——今年遇到的孩子三分之二的人希望簽終生之約，而剩下三分之一的人希望三年一約。

我想說的是，每個人有不同的食量、喜歡多寡不同的菜色，每個人有他（她）吃同一家餐廳的耐受極限。這方面我是個耐受極限特高的人，大學的時候我吃學校裏的自助餐，吃到所有人都跑掉了，我還在學校食堂吃，而且每天三道菜中必點一份豆皮，因為這道菜我覺得好吃極了。可是你不會因此覺得，我有多專情、多可敬，對吧？

那麼相愛的兩個人，要知道合適共度一生與否，亟需要相互理解的項目之一，就是要知道彼此習慣的情感濃淡、情感食量大小、所需菜色多少，究竟二人是否合適一起長久共餐？是否容易遵守莊子「不以好惡內傷其身」的原則，切莫因為所需所愛南轅北轍而太愛、太恨，平白損害彼此的心情體況。

情感典範：當一個理想的配合者

接著要談的是，在情感關係裡，你習慣扮演的是主導者還是配合者的角色？而你在意的那個人，他又是習慣扮演哪個角色？在這個段落中我們將會了解，其實扮演配合者的角色也是需要學習的，必須具備一種積極主動的精神。我們在儒家經典裡面熟悉了所謂的「君子遠庖廚」（《孟子．梁惠王上》），但是在莊子的思想裡，他卻說「三年不出，為其妻爨」（《莊子．應帝王》）。莊子筆下的大丈夫，是會為妻子兒女燒飯做菜或者自炊的。

有時候，要當一個理想的配合者，絕對不比當一個領導者、主導者來得容易。因為你必須要不斷地傾聽對方、理解對方，體貼對方的需要。所以這個看似被動的角色是具有非常積極主動的精神的。讓自己致力於樣貌、辭氣，或者表情、行為、態度，各方面盡量地柔順遷就、配合別人，這好像是《莊子》中理想的情感典範。

當然，在一份感情裡面最理想的狀態，我想就是兩個人都甘願扮演配合者的角色。當我們站在一定的高度看道家思想，會發現道家思想其實一點都不消極被動。活在這個時代，光是要好好吃飯、好好睡覺，照顧一定的情感關係，每天還要抽出時間來鍛鍊，還要把分內的工作做好，如果不是非常積極主動，還真沒辦法面面俱到。

當我們想把自我、心身、學業、工作、家庭、親人方方面面都照顧好，應該就沒有時間去主導太多。可能就是別人來找你，你才回應，不會有太多時間跟注意力去主動出擊。所以前面才說情感關係中最理想的狀態，可能是相愛的兩個人都甘願扮演配合者的角色，不管今天是封建社會、上級跟下級的關係，或者是親子、朋友、愛情、師生、老闆、員工，一旦可以是一體的我們，就會甘願扮演配合者。

那到底有多愛一個人，才能甘願像徐志摩詩裡說的：「在康河的柔波裡，我甘心做一條水草」，如果你所愛的人是條河，試問情深幾許？才如此卑微地甘願化身成為柔波裡萬千水草中的一條——才能有這樣的想法、有這樣的付出，才能寫出這樣的詩、講出這樣的話。若非嫻熟扎根一己心身食寢已久，情深不滯、只順其自然，否則能這般舉重若輕的用情，恐只能從詩裡或者自我人生的緣遇裡，自行體會了。

在愛裡學會「忘」

接下來的「在愛裡學會忘：一招解決太遠或太近的問題」，這是莊子的解愛課程中非常重要的主題。「忘」是什麼意思呢？簡單講，就是不要過度執著。「太近」是相愛的兩個人黏貼得太近、過度地在意對方；「太遠」可能是遠距離。而莊子的相忘學程可以一招解決這些問題。

《莊子．天運》裡提到孝順的階梯，在這裡我要把莊子講的孝拿來對應所有的情愛，因為在所有的情感關係裡，情到深處時用情的態度其實是非常近似的。接著就來看莊子的用情階梯到底是怎麼回事？

第一階是「敬」，就是尊重。「尊重」是什麼？是尊他人之所重。那如果他人之所重是你很受不了的呢？這才會在一開始先談「用了解取代取悅」，要先談怎麼樣的濃淡對彼此而言是最合適的，先知道彼此能不能共餐、合不合適一塊走完悠長的一生，才能談接下來用情的階梯。

第二階是「愛」，就是將心比心。當你吃到好吃的、看到好看的、用到好用的，很自然地會想起他來。

除了尊重與愛，還有什麼呢？

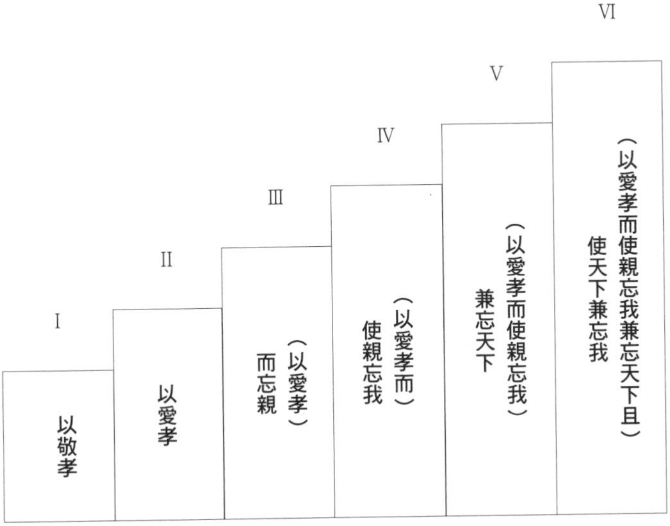
VI
V
IV
III
II
I
以敬孝
以愛孝
（以愛孝）
而忘親
（以愛孝而）
使親忘我
（以愛孝而使親忘我）
兼忘天下
（以愛孝而使親忘我兼忘天下且）
使天下兼忘我

《莊子・天運》篇中「孝」的階梯

莊子從第三階起就要談「忘」了。「忘」是一種非常美麗的情感，它當然不是失憶，不是我忘了你、我忘了你的名字，不是我不知道你是誰。「忘」是一種不執著——我能尊重你、愛你，但我不過度執著於你。

到了第四階，你希望對方也能擁有這樣的境界，也不要過度執著於你。畢竟太執著、太在意一個人的時候，你的情緒、你的思想完全被對方牽動，那是很難做到心平氣和、心身安康的。

第五階是「兼忘天下」，這時候你不執著的不只是所愛，天地萬事萬物，都不會過度執著，因為返本全真了嘛。

到最後一階呢？「使天下兼忘我」。即使哪天對天下做出什麼了不起的事情，你也不會居功，不會希望大家都知道是你做的。你只覺得自己是天地間的一分子，人生百年如白駒過隙，能做出貢獻，也是一個自然而然的機緣。

為了要做到「忘」，我們可以做一個失去練習。

早年在教詩的時候，我常會讓同學去思考：什麼是生命中最不能失去的？然後揣想你失去了，然後去賦一首詩，去感受失去。每次批改這個主題的作業都讓我感觸很深。有時候在生命中，遇到共鳴度過高、過度相知的朋友，開始覺得我好像害怕失去這個人。這時我就會做失去練習，每一次聯絡、每一次見面，我都會告訴自己這可能就是最後一次聯絡了，明天我們將會消失在彼此的生命裡，我會想像如果這就是我們的最後一面。可倘若真實世界中，彼此的緣分居然持續了十天、十個月，甚至於十年，你會覺得自己非常地富有，如此幸運可以擁有這麼長遠的緣分？一旦相失了、告別了、不再見面了，也能夠釋懷。

這就是莊子的相忘學程，在面對失去的時候，你的心依舊能夠不過度地擺蕩，能夠安定。這是一件很重要的事，不然一旦愛上就會過度執著。莊子思想教我們學會，所有的執著都是可以恰到好處，都是可以消融的。莊子說「咸其自取」（〈齊物論〉），你是自由的。這時候可能會困惑，萬一你喜歡的人就是不喜歡你，或者他變了心就再也不回來，如果這些生命的實況都是你不能選擇的，那到底還有什麼自由可言？什麼是你一定可以自己選擇的呢？

我想，莊子要告訴我們的是：如何看待「相失」這件事。在老莊的論述裡，相失不是異常，而是正常，是再自然不過的一件事。分手的時候要知道，因為分手了才會有下一次的相聚；而在相聚的時候也要明白，既然有了相聚，也就可能有接下來的別離。可是如果這樣，我們為什麼還要珍惜相聚呢？因為我們清楚明白，我們也可以選擇離散。

在生命當中，如果天涯海角有一個人是你可以長期關注的，那當然是非常幸福的一件事。你會知道，在偌大的天地裡，你不是獨自一人。可是問題來了，要怎麼樣去面對這種幸福感的失落或者圓滿的破局？一個很重要的關鍵就是：學會把「跟你相熟的眼前人，很可能愛上另一個人」這件事，當成是很自然的，因為新鮮的人事物，更能教人感興趣、覺得刺激。西方心理學研究者曾經做過一個實驗，利用儀器來測量人對新事物的興奮程度。首先要接受實驗者，想像與心目中的男神或女神朝朝暮暮、耳鬢廝磨地相愛五年。然後把帶著這份記憶的受試者掛上種種電極，測量他此時的興奮水平。過一會兒，再讓受試者看另一組稍有魅力，但魅力程度遠遠不及當年他初遇的男神女神的人，這時候再測一次興奮水平。非常意外地，當新人出現在面前時，多數受試者的興奮水平，會比起初他帶著與男神或女神生活五年記憶時的興奮水平要高出很多。

這項研究結果就說明了人的本性是喜新厭舊的，新奇而尚未適應習慣的人，總是更能引人注意。當我們能理解這一點，接受人類的本性，有助於我們在相失的時候更容易釋懷。不管世界發生什麼變化，你都能體諒、能夠包容，一樣過得很好，甚至更好。

當然，對於把心靈當成人生最重要課題的莊子之徒來說，無論是聚是散，都是生命中自然而然的一段歲月，都是可以供我們「乘物以遊心，託不得已以養中」（《莊子．人間世》）的人生機緣。

相濡以沫，不如相忘於江湖？

那究竟要如何放下、不再執著於那種，好像要喝孟婆湯才能釋懷的傷痛？

莊子在〈大宗師〉說：「泉涸」，當泉水乾涸；「魚相與處於陸」，兩條魚一起挨在陸地上；「相呴以濕，相濡以沫」，靠著那麼一點點水分或者吐出來的水沫，來滋潤彼此。與其如此，「不如相忘於江湖」，還不如重返江湖的大海去悠游快活。

各位，如果我們是一條魚，應該都不願意失去可以悠游的空間。在這邊莊子要帶我們思考的是：在情感關係裡，要怎麼樣才能做到不缺水呢？是不是有這麼一種德性，可以改變我們的在意，讓我們的眼球能夠不要一直緊盯著對方，不要過度在意對方而任自己的生命凋萎或者限縮整個世界。

《莊子．大宗師》中談到女偊：「南伯子葵問乎女偊曰：『子之年長矣，而色若孺子，何也？』曰：『吾聞道矣。』南伯子葵曰：『道可得學邪？』」南伯子葵不懂為什麼女偊這麼大的歲數卻還能像孺子一般，女偊回答：「因為我體悟了道。」這時候南伯子葵就問了：「您說的那個『道』，是我們也能學的嗎？」莊子之道其實並不玄遠，而且非常具體、非常親切，也就是「醫道習慣」課程要帶給大家的。期許我們邁向：「形如槁木，心如死灰」，心靈能夠像灰燼一般，不再會有發煩、光火、生氣、不滿等負面情緒；而身體能像槁木一般，越來越輕鬆靈活，就像乾掉的木柴一樣地輕、鬆。莊子的「道」所追求的心情體況，就是這樣一種輕鬆的心身感受。

而《莊子》中的女偊，也把她抱持實踐的道與你我分享：「參日而後能外天下」，要先能看淡天下的紛紛擾擾，因為返本全真、守護著自己的心的緣故。「七日而後能外物」，在七天之後，外在事物，很多過去覺得非得到不可的東西，也就能看淡了。

在莊子的相忘學程裡，因為愛或者不能再愛而產生的痛苦與執著，都是可以逐步消融的。祝福各位，在擁有天涯知己的情感的同時，不只能無傷於自己，也能無累於對方。有了莊子的相忘功夫，當你真的愛上一個人的時候，就算對方變心，也不用太傷心，只要思考一下在你們同行的這段日子，在這樣一段情感關係裡，你付出多少努力，讓自己變成一個多好的人。如果這些都守住了、把握了，那有什麼好遺憾的呢？每一場相愛最重要的決心就是「我一定要變得更加美好」，全方位地提升自己的心、神、氣血、肌肉骨骼。如果最後他還是離開了，那就算了，因為你已經獲益良多，賺很大了呀！能夠擁有這樣一段返本全真的愛，不管對方最後是留下或者離開，其實都是一件很值得紀念的事。

在莊子的相忘學程裡，我們談不要過度在意、不要過度執著，那到底這樣的濃淡要淡到什麼程度是最合適的呢？「淒然似秋，煖然似春，喜怒通四時。」（〈大宗師〉）再怎麼酷愛冬天的人，也不會因為冬天的離去而過度傷神；再怎麼喜歡在夏天衝浪的人，也不會因為夏天的告別而大喊：「夏天我恨你」——這都是不可能的。所以我們內心情緒的起伏或是在意的濃淡，只要像對待春去秋來，那就恰到好處了。

因為莊子的相愛學程，我們能夠在愛裡學會忘，在深情裡學會不要過度執著。當你們之間的愛越來越深厚，心也能越來越少羈絆、越來越輕靈自由。彼此擁有的世界，不會因為相愛而更加限縮，反而因為相愛而更加天空地闊。最後讓我們銘記西方的吸引力法則、東方的感應原理——「同聲相應，同氣相求」。因為有這樣的心，導致這樣的氣，出現這樣的現象。即便相失，也一定會有更值得珍惜的相遇，等在你後面的人生。假使你心能平、氣能和，在經驗現象裡，一定會有讓你感幸的遭遇出現。學《莊子》之後，心裡會有這樣的想法：「這個世界上只有我要定的心情，沒有我非要不可的人。生活可以有一百種，但只有我要定的心，並沒有我要定的生活。」

相遇，是為了彼此變成更好的人

在這個段落要談的是「從『自事其心』到『水停之盛』」，談談《莊子》書裡的理想情人，到底是什麼模樣，或者說在情感關係裡，什麼是我們最值得培養的才華？

〈德充符〉提到死生存亡、窮達貧富、賢與不肖毀譽、飢渴寒暑。在生命中不管面對死生存亡、困頓、顯達、貧窮、富有，任何情況，你都知道這些事「不足以滑和，不可入於靈府」，能做到都不會因此攪擾內心的平和，甚至根本不會把這件事放在心上。什麼樣的心靈能達到這樣的水平呢？莊子說：「平者，水停之盛也」，就像大海，它的水量非常地大，海平面總是一直線。大海是這樣地平靜、遼闊、淡定又能包容。

莊子講的德性和儒家不同，所謂「德者，成和之脩也」（〈德充符〉），莊學的德性是不管遇到什麼人事物，內心都能維持平和的那種修養。這樣的修養可不是靠與世隔絕或宅在家裡就能成就的，不是在不跟外在世界接觸的情況下所能達成的。因為莊子教我們的是「至通」、至為通達，在跟外在世界溝通往來、互動頻繁的情況下，能夠具備這樣的德性，擁有這樣的心情。

縱觀莊子的解愛，人與人相遇的意義便在於，使彼此成為更好的人。這個世界上最美好的情愛就是兩個人相遇之後，都願意為了對方成為更好的人。如果你今天在修習「醫道習慣」課程的過程當中，遇到一個人對你說：「因為你，我更想好好吃飯、好好睡覺、好好鍛鍊了。」我想這句話應該是很動人的吧。在任何的情愛關係裡，愛情、友情或者親情，我們都會希望因為這樣的感情，變成更好的人。希望人與人之間的相逢都能像徐志摩〈偶然〉裡的那一句詩：「在這交會時互放的光亮。」

如果沒有學過《莊子》，讀到徐志摩跟林徽因的故事想必對最後的離散覺得有些遺憾或失落吧。但讀《莊子》之後，你會怎麼樣看待這樣相知相惜後的離散呢？也許你會覺得，就跟白晝黑夜的輪轉一樣地自然。他們的故事依然教會我們如何珍惜生命中所有幸福的瞬間。畢竟每個人的生命都是由無數的轉瞬連綴而成，能珍惜每個轉瞬，才能擁有幸福的一生。

人生很短，方寸之間，記憶體有限。我們只要複習，只要記住對方給我們的美好回憶、對方美好的樣子也就夠了。不好的就把它忘了，沒有必要擱置在心裡。

「神凝」跟氣聚，擴充真陽之氣

這個段落我們要提到「神凝」。為什麼要提到「神凝」呢？如果不能讓心靜定下來，如果沒有辦法愛惜自己，那要如何對待波瀾萬丈的人生或者情海？當我們能夠解愛，又學「神凝」、能「神凝」，才能在濃如酒的愛裡保有淡如水的心。這時候，會發現你的情路和你的「自事其心」陶養自己心靈之路，正同步璀璨地開展，讓我們在短暫的人生旅程裡都能同時擁有孤獨的圓滿與相愛的美好。

情愛的專題中，「神凝」既是入手的功夫，也是情字這條路上永無止境的提升與練習。《莊子．逍遙遊》裡有一段非常美的文字，其中的兩句是：「藐姑射之山，有神人居焉。肌膚若冰雪，淖約若處子」、「其神凝，使物不疵癘而年穀熟」，這是在說有個神人，只要一凝聚起精神做到「神凝」，就能讓作物不受病害、稻穀豐收。而在情愛的世界裡，如果能做到「神凝」，你跟對方的互動將更為理想。那什麼叫「神凝」？

這裡的「神」包括我們的精神、我們的靈魂、我們的眼神。透過《莊子集成初編》、《續編》，從歷代的莊子註解中很容易得到這樣的解釋，「神凝」的「神」就是精神、靈魂還有兩目之光，也就是眼神。我們都聽過垂簾養神、閉目養神，在中國古人的心目中，一個人的精神、靈魂是可以從他的眼神中觀察到的，我們也可以試著透過一個人的眼神去閱讀他的心神安定與否。《莊子》書裡也告訴我們「（兒子）終日視而目不瞬，偏不在外也。」（〈庚桑楚〉），為什麼嬰兒的眼睛不太會飄忽閃爍？因為嬰兒的靈魂是比較安定的。

再來看什麼叫「凝」？凝就是凝聚，就是安定、靜定。你的精神，你的眼神，能不能凝聚在一點，而且保持安定呢？到底一個人做到「其神凝」的時候，他的心靈、他的身體，會是什麼樣態呢？

《莊子．齊物論》中提到：「南郭子綦隱几而坐，仰天而噓，嗒焉似喪其耦」，「形如槁木，心如死灰」。所謂的「神凝」，根據古註，簡單講就是「形如槁木，心如死灰」，身體像乾枯的木頭這麼地輕盈。之前講過生薑四錢曬乾後變成乾薑一錢的例子，乾掉的木頭很顯然比濕木頭是輕鬆靈活許多的。那心靈呢？「心如死灰」我們前面提過，心靈就像灰燼一般，不會再起火燃燒，不會覺得煩躁、生氣、覺得光火了。

緊接著談為什麼要做到「神凝」？原來呀，「神凝則氣聚」，當心能夠靜定下來，我們的氣才能夠凝聚、才能夠積累。我們常說，一個人心亂了，氣就跟著亂了。因此，情緒的安定、安靜，是非常重要的生活練習。也就是說，當我們做到心神靜定了，真陽之氣才能開始積累、不斷擴充。

那為什麼要擴充真陽之氣呢？就日常生活而言，你怕冷嗎？身體越好的自己，是不是越不怕冷？真陽之氣充沛會讓我們面對寒流的時候，覺得挺涼爽的，絲毫無畏寒之感。可是「神凝」、心神靜定，影響的可不只是真陽之氣而已，對我們的精（中醫講的「精」，也就是體內的精液），也有密切的關聯。如果說真陽之氣充足，讓我們不怕冷，那麼陰精充足就能讓我們不怕熱了，也就是你的血分、精液都是充足的。而陰精跟真陽之氣的充沛都仰賴心神的靜定。

當你「神凝」到一定的程度，也就是明代朱得之的註解所謂的「養神之極」，將可以達到「贊天地之化育，輔萬物之自然」的美好境況，或如《莊子．逍遙遊》所述「磅礴萬物以為一」的美好感應。不只心情、體況、精神、氣血都得到非常美好的滋養，更可以擴充、影響到身邊所愛之人。

接著來談要怎麼樣才能做到「神凝」？首先觀照自身，把注意力收回自己的心身。然後努力做到不要有多餘的念慮。簡單講，「非遊外物」，不要過度在意外在的事物，所有流動在外的一切，都不要過度在意。要達到什麼樣的境界呢？「一物不存於胸中」，你遇上什麼覺得不舒心的外在事物，外在事物的得失、聚散、成敗，能做到不把它放在心上。

當然，我們講的凝神、靜定，也不是真的要做到完全沒有思慮，因為這樣難度太高了。不能做到無思無慮也沒關係，只要看待外在事物，就像「浮雲之過太虛」，就像看一片雲飄過天空，你不會太介懷。我剛開始操作「神凝」的時候，也覺得挺不容易的，懷疑自己是不是真能做到。可是某一天看到貓咪是怎麼樣盯住一隻飛鳥，就覺得人類應該也能做到。因為一切的鍊氣之法其實並沒有另外鍊氣，只要能「守中」、做到「神凝」、「耳目內通」，靜定於自身，那麼就算是在鍊氣、就能夠鍊氣了。

當你開始練習操作「神凝」，能把注意力放在所謂的「氣穴」，所謂的「歸根復命之竅」，比方說你兩眉中間的上丹田印堂穴、比方說兩個乳頭中央的膻中穴，或者肚臍以下四指幅的下丹田關元穴。當你的心神能夠專注於一點，沒有多餘的思慮，你就開始操作「神凝」了。

凝神跟呼吸的關係：神息相依

方才介紹了「神凝」和氣聚的關聯，現在再講一下凝神跟呼吸的關係。所謂的「神依氣而凝，氣戀神而住」（《樂育堂語錄》），古人對於這樣一種神息相依、神息相感的關係是這樣說明的：身體裡面只有兩個眼睛屬於陽，其它全身都屬於陰。當我們把注意力擺在眉心的印堂、兩乳之間的膻中，或者肚臍以下四指幅的下丹田關元穴的時候，想像兩個眼睛注視著那個地方，兩目或者張眼或者閉眼或者眼睛半開半閉。因為眼睛屬陽，就會發生所謂的「同聲相應、同氣相求」，真陽之氣在感應之下就會慢慢地開始積累。在真陽之氣開始積累的同時，全身的寒濕陰氣也就會慢慢地消融。而當你的注意力專注在身體的眉心、膻中或者丹田，這時候全身唯一還在流動的就只有呼吸了。這時候注意力跟呼吸的關係，不是用注意力來控制呼吸，只是觀察呼吸的自然流動而已。

就像我觀察著我的氣，從關元、曲骨、會陰、長強、命門、夾脊、大椎、風府、百會、印堂，再由印堂回到丹田，這樣走周天。進行這樣的修鍊，你會發現：呼吸慢慢地發生了變化。假使本來呼吸有不好的氣味，慢慢地不好的氣味會消失；假使本來的呼吸是比較粗糙的，會越來越深細，變得細、長、慢、勻、深。慢慢地，你會發現，流汗或者活動時，你身上的臭味少了，也就是道術裡講的：你的臭皮囊慢慢地就變成所謂的香皮囊。

剛才提到當我們的眼神，不管張眼、閉眼、半開半閉都要關注著你的丹田，你開始感受到丹田有一點神息。這其實並不困難，可能在七天到百天之內。我在臺大的課堂遇到兩個禮拜就感受到真陽之氣開始積累的人大有人在，年輕人因為真陽之氣豐沛，常常是挺容易的。但雖然年輕人是最容易的，換個角度來看也是最困難的，因為外在世界的五光十色對於年輕人而言，誘惑太多了，心很難靜定下來。你說：「老師，那老人真陽之氣已衰，修鍊真陽之氣不就困難了嗎？」其實也不會，因為比起年輕人老人家多半早已參透鏡花水月，心比較容易靜定。這麼說來年輕人跟老人各有優勝之處，只要你持之以恆地練習，七天到百天之間通常是會有感的。

那練習的訣竅是什麼呢？在古書裡是這麼教我們的：學貓，貓咪好像是很多練功的人效法的對象。在醫道習慣課程中講虛實步談到「邁步如貓行」，太極拳也是。在這裡特別要提到的是你的心、意，要像「貓之捕鼠」，就是將注意力專注於身上的一點，讓你的心靜定不動的那一點，像貓咪在觀察老鼠一樣。養過貓的人聽到這肯定容易理解，如果你沒有養貓，那我給你另一個譬喻，就像釘釘子，把釘子釘在牆壁上一般，把注意力放在釘子要釘下去的那一點；或者拿一枝紅筆的筆尖，專注地看著筆尖，當你能做到注意力靜定不動了，再把專注的這一點轉移到你的眉心、膻中、丹田，你就能慢慢地習慣，怎麼樣讓自己念慮很少或者沒有念頭。

當代人每天拿出一個時辰來修鍊恐怕不容易，但我覺得最合適的就是躺上床、要入睡的時候，開始讓眼神關注著肚臍以下四指幅的下丹田，去觀察每一口氣，從剛剛講的關元、曲骨、會陰、長強、命門、夾脊、大椎、風府、百會、印堂，再回到關元穴、回到丹田。當你這樣練習，會發現心一旦靜定下來，全身就會好放鬆，整個人就像一坯土一樣，更徹底地陷落在床板上了。這樣全身放鬆入睡是很容易好眠的。

有時候工作量太大、太忙，就會想：「糟糕，今天又沒有練功了。」但我馬上會教育自己：「怎麼會沒時間練功呢？」不管再忙，如果留一點注意力在自己身上，都能夠有神凝的效果，就仍然有在練功。就好像我們在人來人往的小吃街用餐時，你可能會保留一點點注意力在錢包上，以免被偷走，大概就是那種感覺。忙碌的時候仍保留些許注意力在身上的一點，即便你非常地忙碌，不斷跟外在世界交接，練功的活動就不算停歇，仍在進行著。然後更高的境界是：當有事應酬的時候，仍然留一分注意力在丹田。更進一步，你的氣還是能在應酬當中，從關元、曲骨、會陰、長強、命門、夾脊、大椎、風府、百會、印堂這樣周流，那等於你時時刻刻都留心在練功了。

日常生活中的「神凝」功夫

神凝這個練習，一開始是為了解愛而說，如何在隨時可能會有變化、充滿波瀾的情場，長養自己的心，讓它有餘力、有餘裕去應對。但其實「神凝」的功夫是可以完全融入在日常生活的。比方睡眠，當你要入睡，必須先做到「未睡身、先睡心」。之前提過在入睡前的一個小時甚至於一個時辰，就得刻意地不再接觸３C產品了。躺下來之後，我們閉著眼睛，但注意力、閉著的眼睛，仍然好像看著丹田一樣，專注在丹田的位置，這樣就很容易沒有負面情緒、沒有多餘的念慮，這時候全身放鬆，會非常好睡。

在走路當中也可以實現「神凝」。把注意力放在往前兩三步的落腳位置，靜定地看著那一點。等學了虛實步之後，更會知道把注意力放在兩三步遠既能好好地、專心地走路，也可以關注到自己重心的轉移。

其它時間，你坐著、站著，「神凝」的心神要搭配第一堂課提過的「緣督以為經」，我們接下來在第三堂課也會用專題來討論。你的脊椎、你的身體中心線是打直的，你的心神是靜定的，這麼一來，你不會駝背、駝脖子、駝腰，這就是人在坐、在站都「緣督以為經」的重要原則。

我們發現「神凝」、「緣督以為經」，和之前提到的「天之生是使獨也」，以及接下來會講到的「虛實分明」，都是我們在日常生活當中能夠讓心神更靜定、讓真陽之氣慢慢積累的很重要的功夫。而且，不必另外花時間，也不需要特別的空間。我們從事「醫道習慣」培養的人，每天很輕鬆地就可以辦到。

為什麼神凝要專注在這些部位呢？除了兩眉中心的印堂、兩個乳頭中間的膻中，或者肚臍以下四指幅的丹田以外，也可以把注意力放在山根——就是兩眼之間鼻樑最低的地方。這些地方同具的特色就是精氣往來的要道。這時候我們就了解了，這樣一套神凝的功夫是建立在整個東方修鍊傳統、脈氣流經的身體基礎之上，迥異於西方的身體解剖學。

然後要與各位分享的是，每一個人可能都有自己最合適的凝神點。我在教學的時候，會請同學至少把兩眉中心的印堂、兩個乳頭中心的膻中，還有肚臍以下四指幅的丹田，這三個點，在同一天各自凝神五分鐘，比較看看當注意力擺在哪一個點的時候，最容易做到沒有任何念頭，那可能就是你現下很適合拿來修鍊神凝、積累真陽之氣的位置了。

接下來再介紹一個「神凝」相關的生活小應用。方才提過，當你希望儘快地進入夢鄉，能夠睡沉、睡好，我們會把注意力放在下丹田，也就是肚臍以下四指幅的地方。背後的原理是因為「神息相依」。你希望趕快闔眼入睡嗎？那就要把注意力往下放；相對的如果這時間該清醒卻覺得頭昏眼花，那可以反其道而行，把注意力擺在兩眉中央的印堂，甚至更高一點，來到頭頂正中的百會穴，你會發現好像同喝茶一樣有著提神的功效。這同屬「神息相依」的感應原理。

年少在學習〈逍遙遊〉這個篇章的時候，講者可能只把「藐姑射之山有神人居焉」，當成一個虛擬的故事來看。但是當我深入研究，閱讀歷代註家還有修鍊家的記載，發現《莊子》書中「神凝」的記載是真人實事，而非只是一個虛擬的寓言故事而已。也就是「神凝」是具體可行的功夫，是透過修鍊可以達到的境界，是可以成就的事實。而且它可不只是莊學的入手功夫，更是養神的極至。

對於「神凝」的功夫，王夫之曾經提出如下見解，他認為「神凝」的功夫，正是儒家與道家修鍊最不同的所在，也就是為什麼莊子在書中會認為儒家的堯、舜這些典範人物，不過是莊子義界下的神人從身上拍下來的塵垢與碎屑而已。關鍵之處就是在儒家缺乏而道家擁有所謂的「神凝」功夫。由此可知莊子的「神凝」可以說是辨別儒、道最重要的關鍵。

在「神凝與解愛」專題的尾聲，我們給同學兩個小習題，讓自己每天實踐，越來越進步。

首先可以想想，要怎麼樣鍛鍊自己的身、心、靈呢？比方說，心神方面，你可以每天刻意空出一刻鐘的時間（當然可以更長）來好好地鍛鍊靜定的功夫，做「神凝」的練習。身體方面，你當然可以選擇穴道導引，加上剛講的「緣督以為經」的功夫，比方說頂銅板，全身放鬆，讓自己的心情體況不斷地越來越輕鬆靈活。

第二個小習題是檢視你跟你在意的那個人，在這份情感關係中的你，心情體況是越來越放鬆、越來越康強；還是因為這個人的存在，反而內心越來越糾結、越來越扭曲，身體好像也越來越黯淡無光了？

當我們認定要實踐「醫道習慣」，要實踐返本全真之學，任何的情感都應該從心出發，讓心穩定持恆地茁壯。我們可以把這兩個習題落實在每一天的生活裡。相信在一段時間的實踐之後，你會有更好的情感狀態、更好的心情；當然還有更挺拔的姿勢、更放鬆的身體。

以下補充幾個小叮嚀。

首先是找一張高度合適的椅子，能讓你在坐著的時候大腿保持水平，而膝蓋的夾角等於或大於九十度。換句話說，椅子最矮就是坐下時大腿與膝蓋夾角九十度，可以高些，但不能更矮了，這樣你的腳掌才能輕鬆平放在地面。比較講究的話，在椅子上可以鋪毛毯或絲綢，從座位鋪到腳下，可以隔絕「神凝」的時候地球磁力產生的影響和干擾。

而在練習「神凝」之前，你可以先有一個很棒的準備。那就是作穴道導引的「基本功」，藉此放鬆全身的不和諧或局部的緊張。在後面的彩蛋三，會介紹基本功裡的「乾坤自由行」。又或者你可以選擇「我好肺」錦囊當中的「神凝膻中」，都是很棒的預備練習。

這個〈「安」「排」：觀察「自然」呼吸法的「神凝」練習〉操練的最佳時間，包括清晨的五點到六點，或者中午的十一點到十二點，還有傍晚的五到六點，或夜裡的十到十二點，都是很理想的修鍊時刻。但更重要的是，也可以隨時隨處操作，任何時間、任何地點都可以。

而在眾人面前，你可以不必閉眼，只需要冷靜地凝視前方某一個點。然後注意呼吸，默唸「安」，配合氣息流入；默唸「排」，配合氣息流出。

本彩蛋這〈「安」「排」：觀察自然呼吸的「神凝」練習〉可以幫助我們從觸覺、嗅覺、味覺、聽覺、視覺這麼多向外追逐的感官中，把注意力收回來，停止感官的衰敗。這樣能讓你的心臟平靜，從而令身體細胞充滿了生命能量，有助於長壽。

現在大家就可以開始練習囉，把握每一天的黃金時間吧。

第三章

樹立身體姿態

緣督以爲經

在這個單元裡，我們將進行樹立身體姿勢的練習，在走、坐、臥、躺中，養育自然鬆柔的身體姿態。

養成「守靜督」與「緣督以為經」的習慣

莊子說「緣督以為經」（〈養生主〉），要我們將督脈循行的脊椎骨隨時保持與地面垂直。如果能養成在清醒時刻都維持「緣督以為經」的生活習慣的話，不只能達到《莊子．養生主》的「保身」，保全一己的身體；「全生」，達到想要達到的人生目標，擁有完整的生命；「可以養親」，有健康的身體能夠奉養雙親，報答父母的恩情；「可以盡年」，活完老天爺給的年壽，以及善盡有生之年所遭遇的一切緣分跟際遇。

接下來的內容，將告訴各位為什麼要做到「緣督以為經」？「緣督以為經」為什麼這麼重要？如何透過不斷地練習，讓它成為生活的日常。透過實際操練，學習「緣督以為經」的操作方法，讓身體體會暢通氣血，心情安定靜好的感受。

老子說「專氣致柔」（〈第十章〉）。這個「專」字，我們可以讀作「手提旁加一個專心的專」的「摶」（ㄊㄨㄢˊ）字。「摶」，是聚集積累的意思，意思是說，如果我們能聚集、累積真陽之氣，讓它非常充沛充足的話，身體才可能變得柔軟有彈性，目標就是像剛出生的嬰兒一樣。

其實在嬰兒時期，我們都擁有過可以頂天立地、不歪不駝，能夠輕鬆打直又靈活柔軟的背部。但現代人大多因長時間使用手機或者3C產品，總是低著頭緊盯螢幕，而忽略了自己是用兩條腿站立、才能空出萬能雙手的人類，必須比任何四足獸更加留意怎麼樣用最健康的方式來使用脊椎。於是日漸讓身體最神聖的殿堂——支撐上半身重量的擎天一柱——失去原有的樣子。除了打電腦、滑手機之外，穿高跟鞋、坐懶人沙發，現代人的許多行為都在不知不覺間損害了自己的頸椎、胸椎、腰椎，導致其彎曲甚至磨損變形，進而引發不同程度的脊椎側彎或其他諸多疾病。一旦脊樑失去中正，氣血就會阻塞，很多的慢性病就這樣跟著來了。

因此，我們要做到《老》《莊》所謂的「守靜督」與「緣督以為經」。歷代注疏家的解釋有一個流派認為是要做到「順中以為常」，這裡的「中」字義界因此十分寬廣，例如執中、道中、中道、道中庸、正、無造作、因其固然；但是有另一種解釋則是強調「督脈中立」的重要性。一旦知曉覺悟「緣督以為經」是多麼重要的事，你才可能願意實踐，並且經由練習養成習慣。因為督脈中正了，氣血才能順暢，全身才可能放鬆，你也才可能健康。否則，一旦肌筋膜糾結了，氣血通過就會困難。一開始可能只是氣結，像是用梳子梳頭，發現頭皮怎麼不滑順，卡卡的感覺。摸摸自己的身體，很可能有些地方就有類似的糾結，沒辦法很順暢。一開始可能只是這樣的氣結，更嚴重一點就是發炎，甚至日久就生出腫瘤了。

這堂課，我們可以看到莊子闡述的生命實況。《莊子》說：「指窮於為薪，火傳也，不知其盡也。」意思是說，我們的形軀像是薪柴，而柴火如果一直燒那是會燒光的，於是一生就結束了。但是「火傳也，不知其盡也」，雖然我們的形體消失死亡了，但我們的心神就像火一樣，會繼續傳遞下去。這是〈養生主〉給我們描繪的生命實況。

〈大宗師〉則用「假」這個字，「假者，假借也」，莊子說這個身體是借用的，因為只能借用一輩子，不是能天長地久保有的。既然身體是假的，那什麼是真的呢？就是你的心神靈魂了。而心神靈魂是不是安定靜好、從容、沒有牽掛，會影響身體是不是能夠放鬆。而你身體的脊樑有沒有垂直地表，也會影響身體能不能放鬆。就好像旗竿豎起來了，旗面才能下垂；衣架撐起來了，衣服才能掛上去的道理是一樣的。更重要的是全身能不能放鬆，也會嚴重影響你的心情。

我們整理一下，〈養生主〉講的「薪柴」指的是身體，〈大宗師〉講的「假」是身體，〈齊物論〉要我們努力做到「形如槁木」的是身體。那心呢？就是〈養生主〉講的「火」，〈大宗師〉講的「真」，還有〈齊物論〉講的心要如「死灰」。

雖然在講方法、講修行的時候，心、身是分開說的，但一旦落到生活的實踐，可就是一次到位的功夫了。所以莊子的功夫是既練心，也練身。身體希望能「形如槁木」，像乾掉的木頭般輕靈；而心希望如同死灰，死灰就不會再起火燃燒了，再也不會怒火中燒、生氣、不滿、煩亂。一直練習，直到有一天真的養成「心如死灰」的習慣，不管外在世界怎麼異動，心都能安然、無亂、無傷。

我想舉一個在臺大課堂上遇到的例子。有一個孩子上課時大概都坐在教室的第四排，整個人看起來心情總是不好、非常沮喪，身體總是駝著的，我從他坐著的高度想，不會以為這個人是個高個兒吧。直到有天他走到講桌邊，我看了嚇一大跳，居然是個身高超過一八〇的帥氣男生。他跟我分享了他高中時候的故事，因為一個不倫戀，讓他的心靈受到非常大的創傷。那一刻我才明白為什麼他坐著的姿勢總是那麼沮喪。

他告訴我他非常地訝異，自從我囑咐他們要做「緣督以為經」加「神凝」的作業，每一天練習維持莊子的理想的坐姿至少十五分鐘，心神的鍛鍊就用彩蛋一〈「安」「排」：觀察「自然」呼吸的「神凝」練習〉單元，每天「神凝」同步進行至少十五分鐘。他說：「老師，我本來以為這只是一個莊子作業，但我非常訝異的是，我就這麼坐了一個禮拜，心情忽然變好了，好神奇。過去的故事還是在那，情節是沒有改變的，可是我忽然覺得這根本就沒什麼。所以我特別感謝這個作業，過來跟老師說一聲。」後來這個學生在學校、職場上屢戰皆捷，每一次考試，每一次甄試，都有非常理想的結果。這時他總會寫一個訊息來給我：「老師，當我走進考場，當我走進求職的空間，我看了周圍所有人，我就是那個『緣督以為經』坐、站最直的，我就知道我贏定了。」這也是在我心裡留下很深刻的印象的一個例子。

確實如心理學家所言，不是因為我們心情好，所以我們笑了，而是因為我們笑了，所以心情好了。同樣的道理，當我們「緣督以為經」了，自然心情平和了。

「無為之為」與「不刻意之刻意」

這門課有一個很重要的精神，希望大家都能以自然輕鬆的方式養成落實於生活的習慣。究竟要怎麼樣才能不覺勉強地落實於生活？這時候就要提到「無為之為」與「不刻意之刻意」了。

即便是道家研究者，而且是非常知名的西方世界的道家研究者，也有人誤解所謂的「無為」、「不刻意」就是不要努力，所以他們很迷惘，究竟要怎麼樣努力才能做到不要努力？但我們清楚明白，假使我們什麼都不做的話，是不可能達到嬰兒一樣的輕鬆柔軟的境界。不管是

〈逍遙遊〉中的姑射神人，「肌膚若冰雪，淖約若處子」，肌膚像冰雪一樣地潔淨瑩白，體態輕妙美好，就像在室的男子一般；或者〈大宗師〉所說的，「年長矣，而色若孺子」，到一定年歲了，但容貌氣色還像小孩一樣。

如果什麼都不努力，就什麼也達不到的話，那到底什麼該做，什麼不該做？先了解一下，老莊沒有選擇去做的「刻意之為」究竟是哪些：「吹呴呼吸，吐故納新，熊經鳥申，為壽而已矣；此道引之士，養形之人，彭祖壽考者之所好也。」（《莊子・刻意》）「吹呴呼吸」，就是特別坐在那靜坐煉丹之類的靜態功法，或者「熊經鳥申」，就像很多鍛鍊、體育活動都會有的特殊的姿勢架勢等動態功法，需要特別撥出時間來從事的。但莊子之徒追求的不是這些。我想大家聽到這就能理解惠子的困惑了，惠子說：「不益生，何以有其身？」（〈德充符〉）如果不特別從事一些養生的功夫，我們到底憑什麼保有這副形軀的健康？就像現代人可能一週上健身房鍛鍊個兩次，或者參加一些球類、田徑運動。如果這些你都沒有，只是埋頭工作，那怎麼可能比那些特別撥出時間鍛鍊的人還要健康呢？

說說我自己當作例子吧。平常上課站在講臺上時，沒有同學會覺得我一邊上課一邊鍊功吧？可是事實上，我有在留意將重心始終只落在一隻腳，這是個身體的養氣的功夫。而注意力呢？假使我正在上課，我放了八九分的注意力關注講課的內容，但是會留一兩分的注意力擺在

（novice）要如何成為莊子書中的聖人、神人、至人、真人，把聖人、神人、至人、真人對譯以當代通行的語彙專家（expert），自然應當瞭解從生手到專家所需要的一切訓練與模仿的方式。簡單地講，我們用法國知名社會學家莫斯（Marce Mauss,1872-1950）的說法就是身體技術（body techniques）。莫斯對「身體技術」的定義是，它肯定是一條身體規訓的普遍原則：行、住、坐、立隨處留意；並且是一項可以授予他人的技巧，無論什麼時代，不分什麼地域，人人都能學會。

人在社會上生活久了，不易察覺自己的行為有什麼特別，好像這一切都是天生的，因此而忽略過往曾經的模仿與學習。莫斯觀察到了，即便只是用餐的姿勢，都能從雙手擺放的位置區別出一個人是英國人或是法國人。這說明了在不同的文化傳統當中，相同的身體技術可能有不同的姿勢樣態，這些是需要經過後天學習的。所有技術的訓練與形成各有其道，身體習慣的建立也是。例如站姿，我們可能覺得這是與生俱來的本能，很少思考我們的站姿到底是從哪來的呢？如果站姿如同莫斯所講，也是經由學習而來，那麼在此想問的是：什麼是醫道傳統文化中站姿的理想典型？到底怎麼站，才是最好的樣子？

當代皮拉提斯運動的創始者約瑟夫・皮拉提斯（Joseph H. Pilates,1883-1967）曾說，百分之九十五的人口患有不同程度的脊椎側彎，這個占比非常地高。而一個人脊樑不正，就會導致氣血阻滯，氣血一旦阻滯了，可就會衍生很多慢性的疾病。即使是不同膚色、不同人種的嬰兒，原本人人天生具備這些先天條件：輕鬆打直的脊椎、鬆柔的肌筋膜。為什麼後來幾乎都要透過後天的努力、功夫的修鍊，才能體現重返身體的自然之姿呢？

只講自然站立，可能不是那麼容易理解，換成用脊椎來說明。自然的脊椎骨應該是怎樣的呢？應該是中正、鬆柔又靈活的吧。如果我在鏡子裡看到各種程度的駝脖子、駝背、駝腰，乃至於骨盆前傾或後傾，甚至其他各種形態、各種角度的脊椎僵硬與脊椎側彎，都可以說是偏離了脊椎該有的自然。

活到今天，大多數人都沒有注重如何過返本全真的生活，因此身體多半已經失去了自然之姿，需要靠後天勉力而為，才有辦法重返先天的無為與自然。我們可以透過太極拳的幾個身體操作原則，來認識脊椎天生自然該有的樣子。

首先是「頂頭懸」，想像頭上好像有一條髮辮懸在屋樑上。接著是「尾閭中正」，你的坐骨是打直的，也就是坐在椅子上時，大腿骨往下壓、兩個腳掌往下踩在地板上，像往土地裡扎根一樣，這時候你的胯骨、髖關節就容易往上提。注意了，骨盆這時候是沒有前傾也沒有後傾的，意思是你不可以駝腰、也不能翹屁股。同時要「豎起脊樑」，剛剛說過，想像頭上有一根髮辮懸在屋樑，而且骨盆既不前傾也不後倒，所以整條脊椎自然就會是豎起的。想像脊椎是一串累疊的珠子，往上堆疊，留意不讓它有絲毫的傾側。

接著來談腰的部位，它會扮演什麼角色呢？太極拳說「腰為纛（ㄉㄠˋ）」（〈太極拳十三勢行功心解〉），這個「纛」字就是戰爭的時候，在軍隊前面揮舞的大旗，旗子揮向哪邊，整個軍隊的士卒就必須往那邊走。所以一個人的腰、脊椎必須遵守「腰為纛」的原則，意思是唯有當你的腰、你的脊椎轉動了，你的眼神、你的頭面，你的胴體四肢腳步才會跟著動，等於是以腰為軸心、以脊椎為軸心，接著其它各部位才隨之轉動。

我常常在課堂上舉例，如果有同學在我上課上一半時喊「老師」，我絕對不是只轉動頸椎把頭轉過去，而是以脊椎為軸、整個軀幹轉過去那位同學的方向，這就是太極拳的身體原則。而當全身肢體都能安於身體中軸的主宰，不會妄作躁動，不會有任何肌肉緊繃所造成的偏斜或失衡不穩的狀態，你的身體也因此能臻於安穩放鬆之境。

在這門課程的彩蛋單元裡有一個虛實步的練習，脊椎側彎的人，或是雙腳容易內八、外八而導致身體容易側向一邊的人，在你往前走的時候可能會發現兩邊實腳往前走的感覺不太一樣：可能怎麼右腳成為重心腳踩下去的時候像是樹幹，輪到左腳踩下去，怎麼感覺變成是比較細弱的樹枝呢？那你就要覺察、就要檢查，你的整條脊椎或者髖關節，是不是有失去平衡、歪了、或是傾斜了的地方。這時候就要透過練習，慢慢地將像是樹枝的那一腳，轉換成實腳、作為實腳落地時要越紮實。走著走著，不用太長時間，就會覺得兩條腿都能扎根似地一樣穩，變成圍度粗細差不多的樹幹了。也就是在練虛實步的過程，一樣可以逐漸進步，達到莊子所謂「緣督以為經」、太極拳所講「立身須中正安舒，支撐八面」的身體技術。

以上提到許多太極拳的身體操作，正是莊子的「緣督以為經」具體化之後的可遵循操作的原則。如果把「熊經鳥申」（《莊子．刻意》）和「偖行无有」（《莊子．大宗師》）看作兩種完全不同的功夫類型，太極拳作為一種套路拳法，招式裡面又有所謂的「白鶴亮翅」、「倒攆猴」、「抱虎歸山」，自然是屬於莊子所講的「熊經鳥申」這一類，與另一類所謂的「不刻意」、「偖行无有」乍看之下彷彿並不相同。可是值得玩味的是，理當歸屬於「熊經鳥申」類的太極拳，在修鍊的論述當中，又十分強調太極生活化的部分。

在我年紀較小的時侯，有時坐著不端正、甚至會倚靠周遭家具、器物，沒有做到「緣督以為經」，父親看到就會說：「璧名，妳一天只鍊這麼短時間的太極拳，如果不做到時時刻刻生活太極化，那要怎麼鍊成呢？」

當代太極拳一代宗師鄭曼青先生在《鄭子太極十三篇．養生全真第八》當中提到：「時間不使浪費，空氣知所去取，行坐處臥，言笑飲食之際，皆可運用養氣之功。此三者，人生日常之所不能須臾離者。」也就是說，在你走路的時候（「行」），坐著的時候（「坐」），躺著的時候（「臥」），甚至在談笑之間（「言笑」），或者吃飯的時候（「飲食」），不管處在哪（「處」）居然都可以是養氣的時機，即便不特意操練拳法套路，也能練功養氣於時時刻刻。

我們舉幾個「緣督以為經」的操作原則，具體應用在日常生活的例子。不管是行走或站立，只要留意把重心完全、徹底地擺在一條腿上，並且用最小的力氣讓腳底板和頭頂的距離是最遠的。坐著的時候，則注意端坐。當然這個端坐要注意，並不是很用力、很僵硬地打直脊椎，也是要維持放鬆的狀態，就是用最小的力氣讓尾閭，也就是尾椎跟頭頂維持最遠的距離。

那麼吃飯要怎麼吃，才算得上是生活太極化呢？我們只會「以碗就口」，會讓碗來碰你的嘴，頭和軀幹還是維持著「頂頭懸」、「豎起脊樑」、「尾閭中正」、「緣督以為經」的狀態。絕對不會以口就碗，讓你的嘴去碰碗，因為這麼一來脖子不就駝了嗎？你的脊椎就會前傾，沒法保持身體的直立了。同樣的道理，在需要看一下手機、滑一下手機的時候，也不該是讓頭跟身體變成夭壽的夭的形狀，而是讓手機來接近眼睛的高度，不要當個低頭族。

如果像上面所說，能夠在日常生活的舉手投足之間，都維持「緣督以為經」的身體原則，那你練功的時間不就跟你清醒的時間一樣長了嗎？相較於一個禮拜，不過上幾個小時健身房的「刻意」撥出時間，在生活日常的時時刻刻、隨時隨處鍛鍊，效果當然會更為顯著。

而重訓，是以鍛鍊出強健的肌肉為主要目的，跟我們追求肌筋膜的放鬆，拿來長養積累真陽之氣的功夫，就是完全不同的路數了。

太極拳與「緣督以為經」的身體技能

太極拳的修鍊原則：「頂頭懸」、「尾閭中正」、「豎起脊樑」等等，正好能相應於莊子「緣督以為經」的身體原則。遵循這些原則後將可依三階九級的進程，循序漸進到不同的身體境界。三階九級的初階，是舒筋活血的操作。初階的第一級，是由舒展放鬆手掌、手腕到手肘、肩膀，讓雙手和肩膀的關節能夠放鬆，不會因為僵硬而聳肩。參考課程中太極拳的起勢這個彩蛋並且跟著練習，很容易體會到這一點。

在經過初階第一級的手掌、手腕、手肘、肩膀之後，第二級就從腰胯慢慢地放鬆到膝蓋，還有腳踵。更重要的是第三級由尾閭到巔頂，整個背部的肌肉、肌筋膜，能夠非常有彈性而不僵硬，脊椎能夠很鬆柔，全身都放鬆了，就能達到鄭曼青先生所謂的「柔腰百折若無骨」[1]。值得注意的是，「尾閭中正」、「頂頭懸」，正是在初階當中要達到上述境界最重要的要訣。

三階九級的第二階為鍊氣。二階的第一級，你的氣能蓄積於丹田。我過去在臺大任教，教

1 鄭曼青：《鄭子太極拳十三篇》（臺北：時中學社，2007年），頁46。

同學「神凝」或「緣督以為經」，比較勤於練習、心靜得下來的同學，約莫兩週就能感受到丹田有氣在匯聚了。接下來鍊氣的第二級，氣的蓄積已經由丹田擴展到胯、膝蓋、腳踝、腳掌，也擴充到肩膀、手肘、手腕，也就是通達到四肢。而鍊氣的第三級，你的丹田之氣能越過尾閭而達到泥丸，也就是所謂的「行走周天」。

太極拳三階九級的第三階，主要是能知覺氣之動靜。三階的第一級，只要你接觸到對方的體表，就能感知對方橫膈膜的升降與氣的動靜，這叫「聽勁」。更高一階，三階二級，你不必碰觸對方，而於對方氣初動之機，你就能感知，這叫「懂勁」。三階三級，這時候修鍊者的氣已經完全可以由精神來做主宰，「神」之所注，你的精神注意到哪裡，「目」之所往，眼睛看到哪裡，「氣」已隨之，你的氣就能到哪裡，這叫「階及神明」。

我曾聽母親聊起，她在就讀臺大藥學系四年級與父親相戀的時候，有一回一塊去看電影，當時有一個擦鞋小童試圖拉住父親的腳想要擦鞋。可是父親最忌諱的就是看電影沒看到開頭，想趕快進電影院。那一剎那父親瞪了擦鞋小童一眼，母親嚇到了，因為只是瞪一眼，那個人就飛出去了，這就是太極拳已經達到「階及神明」境界的人。透過眼神，他的氣就能作用了。修鍊者隨著三階九級逐步升進，最後會到達所謂「宗師」的高度。

讀《莊子》的我們看到「宗師」兩個字一定特別親切，因為《莊子》內七篇中正好就有

〈大宗師〉這個篇章。如果兩相對照，居然可以發現宗師的造境頗為相似。

首先是貌如少年，莊子不是說「色若孺子」嗎？太極拳說宗師的體態輕妙，而《莊子》書裡也描述「藐姑射之山，有神人居焉，肌膚若冰雪，淖約若處子」（〈逍遙遊〉）與「形如槁木」（〈齊物論〉），是非常近似的身體境界。更重要的是，太極拳的造境能保持安定的心境，不隨外在事物而紛擾，如同莊子的「心如死灰」（〈齊物論〉）、「用心若鏡」（〈應帝王〉）、「安之若命」（〈人間世〉）。太極拳中對身體中軸、筆直端正的重視與要求，以督脈為經，以脊樑為中正，以脊柱為身體中心線，或說符合禪柔這項新興運動中第五條線的身體技術，在太極拳當中，甚至是在當代運動的皮拉提斯、禪柔當中，都有著祛病延年，類似《莊子·養生主》所謂的「保身」、「全生」、「養親」、「盡年」的效果。可見，修習以「頂頭懸」、「豎起脊樑」、「尾閭中正」的太極拳功夫，這些可以說就是契合莊子「緣督以為經」的身體要訣，對於身體，對於心靈，都有莫大的助益。

於是，當我們如此詮釋「緣督以為經」，並且將如此詮釋的「緣督以為經」放回《莊子》的文本來檢視，自然能明白為什麼「緣督以為經」會是莊子養生之主，也能明白為什麼實踐「緣督以為經」，一個只需要豎起脊樑，維持身體中心線的身體技術，竟然就可以「保身」、「全生」、「養親」、「盡年」。莊子在〈養生主〉的首段勾勒出這個層層向外推擴的生命格要靠人為技術不斷地升進，慢慢地、逐步地讓自己臻至或是歸返道家義界下的「自然」。

「緣督以為經」這樣看似簡單的指令，並不是一項單純的動作，而是將文化理想內化入身體後，方得逐漸造就能力意涵的身體技能。法國哲學家梅洛龐蒂（Maurice Merleau-Ponty,1908-1961）認為日常生活中的身體習慣，其實不是一種概念性的知識；習慣的養成獲得，也不是靠心智的理解力，而是身體在理解，這就是所謂的體驗。換言之，就是你的意向、你的理想中，有一個我們想要獲至的身體感、感官經驗、情緒狀況等等，我們是朝這個目標走去的。而這個目標和現階段實際呈現出來的你的身體感、感官經驗與情緒狀況，兩者將逐步地取得一致。

當生活日漸被一種新的意義滲透，而身體日益同化於一種新的核心意義時，你的身體就越來越能理解，習慣也就能養成獲得。而訓練模擬與陶冶的終極目標，就是要使所接收的知識或者記憶能夠毫不費力、自然而然地，習慣成自然，表現或演練出來時，一如日常生活的舉手投足。

《莊子》與注疏的年代相去遙遠，即便透過存在著時空隔閡的歷代注疏，我們仍難窺見「緣督以為經」身體技術的完整風貌。為了不要讓《莊子》的「緣督以為經」只停格在鉛字紙面供人憑弔，我借用太極拳中與《莊子》極為相似的身體原則，給予「緣督以為經」更明確而豐富的解釋。

「緣督以為經」是《莊子》書中的一條身體規訓，而且是眾多身體原則中足以貫穿坐、立、行、止相當重要的一條。但就《莊子》身體技術的探討而言，它仍然只是開端。倘若能與「天之生是使獨也」、「形如槁木」的身體原則互相參合，與「神凝」、「耳目內通」、「心如死灰」的心靈規訓相配合，經由朝朝暮暮的練習不斷地實踐，就能成為我們的生活習慣。而一旦能將所有的身體修鍊與心靈修為內化成自我生命的一部分，也就能一步步趨近老子說的「為無為」，莊子講的「刻意成不刻意」的自然，也就離《老》《莊》所謂的真人、至人、神人的理想生命境界更進一步。

後面我們會教大家如何「坐」出「緣督以為經」的身體質感，要讓你不只變得健康，而且可以不斷活出更健康的樣子。

如果覺得很難揣摩，其實最簡單的辨法就是把膝蓋往前，朝向遠離身體的方向，好像大腿骨要離髖關節更遠一點、不跟上身黏在一起。這時候大腿和髖關節之間就舒展開來了，而大腿內外側也就啟動了。別忘了，你的腳掌仍然維持著好像要站起來的壓地狀態，就像扎進地板裡生根了似的。膝蓋往前了、大腿骨跟髖關節遠離了。接下來要怎麼樣做到身體跟髖關節之間的活絡呢？

3. 股骨（卽大腿骨，femur）向下、髂骨（ilium）向上

第三個重點：把大腿骨往下壓，髂骨往上提。爲什麼人會有大肚腩，就是因爲身體腹部這個區段在偷懶。那要怎麼樣維持這個區段氣血的活絡呢？下面這組動作可以幫助我們。想像坐著的時候要讓自己高一點，所以要讓臀部的髂骨往上提，但並沒有離開椅面，而大腿的股骨往下壓。就這樣一個往上提、一個往下壓，用最小的力氣延展出最大的相反方向的空間，這段距離就會出來，氣血就活絡了。

4. 肋骨（rib cage）向內、肩峰（acromion）向外

第四個重點：肋骨向內，肩峰向外。什麼是肩峰？鎖骨的最外端，靠近肩膀，這個位置就叫肩峰。把你的肩峰往外伸，用太極拳的語言，就是「垂肩」，不挺胸、但也不駝背。從鎖骨到肩峰這一段，可以想像成摩托車的把手，就像加油門的時候會將把手往後轉，我們兩個肩膀要有點往外撥開的感覺。注意了，這時候肋骨是內收的。其實身體中心線一旦向上延展，肋骨只要放鬆下來，就會往內收了，不要把肋骨凸出來，否則就變成西醫講的雞胸，違背了太極拳「含胸」的原則。

5. 肩窩（shoulder dimple）向下、乳突（mastoid process）向上

第五個重點：肩窩在肩膀中間的凹陷處，乳突是耳朵後面的骨頭，想像有一個人站在你身後，把你的乳突輕輕往上提，脖子有一種被拉長的感覺。你的肩窩是向下的，乳突是被往上拎起的，於是肩膀跟頭的距離變遠了，把空間伸展開來。

到這裡，在坐姿當中的「緣督以爲經」就完成了。

第四章

周身俱要輕靈

落實於生活的技、道、心

在接下來這個篇章，要談的主題是「周身俱要輕靈：落實於生活的技、道、心」。在我們的文化中，究竟有怎麼樣的「周身輕靈」的傳統呢？要如何操作才能讓自己變得周身輕靈？

《莊子》書裡的身心技術

首先，我們要談的是《莊子》這本書中是否存在身心技術。在當代華人學界和莊子相關的研究大部分聚焦於心性論，以心性為主體。而有較多的日本學者著眼於《莊子》書中的身體技術。比方坂出祥伸先生認為在公元前二、三世紀到前一世紀左右，《莊子》書裡為了養心而作的實際修行是確實存在的。而湯淺泰雄先生也提到，東方文化的修鍊過程常常是由身到心，乍看以為是身體的修鍊，但最終的目的是希望提升心靈的修為，透過身體的練習來觀察心靈是否也逐日發生變化。

究竟《莊子》這部書有沒有身體技術可說呢？一項技術之所以產生，一定是因為有相應於這個技術的需求。在《莊子》內七篇裡邊出現很多人生追求的內容。比方說〈齊物論〉提到「正味」，追求美好的滋味；提到「正處」，追求安適的居所；提到「正色」，追求美貌的、賞心悅目的對象；還有「年」，追求長久的年壽；又或者〈齊物論〉提到「皆其盛者也，故載之末年」，追求像昭氏一樣具備鼓琴這般專業技能。又或者在《論語．子張》篇讀到「學而優則仕」，〈逍遙遊〉提到的「行比一鄉、德合一君、而徵一國」，擁有能夠照顧庇佑家國的德行跟能力。

但是莊子卻告訴我們，上述這些很理所當然的人世間的追求都是「猶有所待」（〈逍遙遊〉），要仰賴外在世界的條件、環境的配合才能得到。如果執意把這些無法操之在己的追求當成人生的核心價值，那下場很可能是莊子〈齊物論〉說的：「與接為構，日以心鬭」，每天跟世界交接互動，心也因為這樣就跟外在世界不斷地交爭戰鬥。莊子又說「與物相刃相靡」，不斷地跟外物砍殺消磨，「苶然疲役」，搞得自己身心倦累不堪，甚至於「日消」，漸趨消損，「老洫」，衰老，「近死」，甚且瀕臨死亡。

莊子正是基於這般生命境況的需要，提出解消這些患害的心身技術。那麼莊子所說在這個塵垢之外的生命追求又是什麼？〈齊物論〉裡藉著顏成子游提到：「形固可使如槁木，而心固可使如死灰乎？」為我們勾勒出「形如槁木」、「心如死灰」的身心技術。而且在《莊子》內七篇當中，蘊含了可以操作、可以傳授的具體實修方法。

在當代西方醫學的視野中，我們素來被告知許多事情都是被基因所決定，諸多身體的狀況，一旦衰退變成那樣，那就不可逆了。就我個人的生命經驗而言，在十六年前罹患過癌症、經過化療與電療的我，有一天不小心看到鏡中自己的背脊，嚇了一跳。整條脊椎，尤其從腰椎到尾椎，竟然全部變成了灰色。門診日我很苦惱地問醫生：「什麼時候能復原？」除此之外，每晚如廁七次、八次、甚至十次都是有可能的，我一樣問我的醫生：「請問我什麼時候能復原？」還有我的睡眠，那是一種睡了十幾個小時卻還是覺得睡不飽的精神狀況，我也去問我的醫生：「我什麼時候能復原？」這三個問題：尾椎、上廁所次數，還有我的睡眠品質。主治醫師給我的答案是一樣的：「蔡老師，這就是化療、電療，您得付出的代價。妳癌症第三期，其實能活下來就很難得了。這些症狀，妳要慢慢習慣，跟它和平相處一生。」

加上從國中時期就發現的脊椎側彎，那時候才三十幾度。我癌症治療結束後在醫院順便一量，天啊！已經來到了七十度上下了。而脊椎側彎在當代西醫的眼中一樣是不可逆的，能夠不惡化就萬幸了，甚至於每一年多加個幾度也是正常的。

可是我從小受到父親影響，當我剛發現脊椎側彎，覺得很醜、很絕望的時候，父親告訴我：「璧名，能夠從直的變彎，那也一定可以從彎的再把它變直回來。」我那時候覺得父親總是這麼樂觀。

就因為十六年前癌症的這個機緣，讓我為了存活開始比較認真地勤鍊太極拳，開始實踐生活太極化，以及練習穴道導引。我非常訝異的是，沒有經過太久的時間，居然在有一天我去做脊椎診療的時候，醫生告訴我：「蔡老師，恭喜妳，妳的脊椎又長出新的皮膚，就像一個新生兒一樣。」那個下半段整個灰掉的尾椎，正在重獲新生。還有如廁的次數，也在這些鍛鍊的幫助之下，從一個晚上七、八次變成兩、三次，到現在一個晚上如廁一次，或者一覺到天亮。

在生病的這個機緣下，我開始返本全真地重視我脊椎側彎的問題。令我訝異的是，幾年之後的某一天，我的母親從一扇落地窗外經過，走進室內並且看著我，一會兒我回頭跟母親打招呼，她十二萬分驚訝地大聲對我說：「璧名，我剛進來這個空間就看著妳的背影很久了，但我完全沒發現這個人居然就是我的女兒。」我問：「為什麼呢？」母親說：「因為那個背影不是妳脊椎側彎的背影，變得太直了。」

也許這真是一個權力分配知識的時代，當西方知識以霸權主宰一切，人們往往都把當代西方醫學傳遞的內容，視為具備普世價值的知識系統。但是當你回到中國古籍經典的時候，你會看到很多的可能性，就像莊子說「形如槁木，心如死灰」。具備「形如槁木，心如死灰」和到達「吾喪我」境界的南郭子綦（《莊子．齊物論》），彷彿靈魂與身體解體了一樣，原本限制靈魂的形軀好像不存在了。我們的身體要每一天都越來越輕鬆靈活；我們的心靈要變得越來越少執著頑固、越來越少負面情緒，這都是可以學習、可以操作、可以傳授，甚至是可以逐漸養成習慣的功夫和境界。

南郭子綦用「咸其自取」這四個字回答顏成子游「敢問其方」的提問。我是這麼解釋：「你是自由的，你也可以。」如果你能自主選擇，把注意力或者人生的核心價值，不再放在外面的世界、外面的事物，向內歸返於一己的心身。雖然你的感官多少還是會受到外在世界的影響，但莊子說「厲風濟則眾竅為虛」，一旦外在世界的大風停歇了，你所有的感官、竅穴就不要再執著，就要回復原本的虛空平靜，而非選擇繼續耽溺在外在世界的影響裡。

綜觀《莊子》內七篇，會發現全書提供了非常多可資依循的身心技術。在心靈方面，比方「心如死灰」（〈齊物論〉），讓心像死灰一樣不會再燃燒，不要再那麼容易生氣、憤怒、或者發作了；「得其環中」（〈齊物論〉），遇到事情，能夠站在圓的中心等距客觀地看待圓周上的世界；或「照之於天」（〈齊物論〉），站在太陽、月亮的高度去看人間世，很多大事都能變成小事了；或者「安之若命」（〈人間世〉），真遇見了，就把它當作命吧；「成和之脩」（〈德充符〉），好好學習、珍惜這些能夠讓內心維持平和的修養；更提出「心齋」（〈人間世〉），莊子的齋戒不是要我們忌口，不吃五辛、雞鴨魚肉、不吃葷，而是心靈的齋戒，不要讓負面情緒停留在心裡，注意維持內心的平靜，若能達到虛空明淨更好。這些心靈的功夫，可以在日常生活中相輔相成，教人維持空明靜好的心情。又或者「无聽之以耳」，不要執著於別人說了什麼；「而聽之以於心」，多用心體貼對方一點吧。甚至於「无聽之以心，而聽之以氣」（〈人間世〉），有時候連為對方著想、去想來想去的念頭也沒了。整個念頭空無了，心徹底地安靜了，於是就能通往剛剛說的「心齋」，或者「虛室生白」（〈人間世〉）的心靈境界。

在身體方面，《莊子》提到了「緣督以為經」（〈養生主〉），清醒時刻把督脈當成身體中心線，並且維持這樣的身體姿勢，這是我們上一個單元的主題。還有「天之生是使獨也」（〈養生主〉），站立或行走的時候將重心一次只落在一隻腳。做到以上這些就能進一步達到「形如槁木」（〈齊物論〉），全身都非常放鬆。可以放鬆到什麼程度呢？「嗒焉似喪其耦」（〈齊物論〉），當整個人真的非常放鬆的時候，就能像李白詩中說的「不知有吾身，此樂最為甚」（〈月下獨酌〉四首其三），身體好像消失了一樣，不只沒有痠、痛、脹、麻、腫，而且輕鬆到像靈魂不再受身體的束縛一般。

到達這樣的境界之後，真陽之氣開始會在在丹田積累，甚至進一步慢慢地擴充到四肢、到腳底。接著真陽之氣從腳底往上填充在骨髓之內，你的呼吸也會逐漸變得非常細、長、慢、勻、深。〈齊物論〉南郭子綦達到的就是這樣一個身心兼備的境界。倘若我們想要修習莊子的功夫，心身是能雙管齊下的技術，也是必須融會為一的修鍊功夫。就像學習舞蹈，可能先練習手怎麼舞動，然後再學腳的動作，但是最後手和腳的動作總是要合而為一的。

表一歸納了如何經由〈大宗師〉來理解莊子的「形如槁木」與「心如死灰」。〈齊物論〉說「形如槁木」，你的形體可以像乾掉的木頭，當然比濕的木頭輕鬆靈活許多。而〈大宗師〉說「墮枝體」，好像四肢已經毀壞，或者被砍掉了一樣；「離形」，好像形神解體了一樣。關於「心如死灰」，〈大宗師〉提到：「黜聰明」、「去知」，就連智識聰明也不需要使用了。假設「形如槁木」、「墮枝體」、「離形」是與身體息息相關的境界跟功夫，那麼它展現的身體情況是怎麼樣的呢？我們要透過什麼樣的方法，才能有這樣的功夫、達到這樣的身體狀態？

身為一個中文系的學者，理當會先經由《莊子集成初編》、《續編》，也就是從古到今的注疏來探究什麼是「形如槁木」，怎麼操作「形如槁木」。

結果發現歷代注家用了「外無威儀」來解釋，但你知道「外無威儀」是什麼意思嗎？又要怎麼操作呢？好像不太明白。

歷代注家又說「無生意」、「無情」、「體不動」、「忘形」，這些就是「形如槁木」，可是我們還是不知道怎麼樣做叫「無生意」、「無情」、「體不動」，還是說像是在玩木頭人遊戲一樣，一、二、三，木頭人！那些停止不動變成木頭人的玩伴就是「形如槁木」了嗎？且莊子真的是要我們做到了無生意、無情無感嗎？教人「忘形」，那如果身體正痠著、麻著、痛著，那到底要怎麼「忘形」啊？

「吾喪我」「嗒焉似喪其耦」之境	身	**形如槁木** （「形若槁骸」〈知北遊〉） （「身若槁木之枝」〈庚桑楚〉）	「墮枝體」、「離形」	身	「坐忘」「大通」之境
	心	**心如死灰** （「心若死灰」〈知北遊〉） （「而心若死灰」〈庚桑楚〉）	「黜聰明」、「去知」	心	

表一、〈齊物論〉「吾喪我」與〈大宗師〉「坐忘」身心情狀對勘

還有歷代注家說「形如槁木」，是讓整個身體只是「元氣中剩物」。如果我邀請同學大家一起操作，讓身體變成元氣中剩物，大家一定無法理解到底什麼是「形如槁木」，又究竟要怎麼操作。

那換個角度，把焦點改成放在〈大宗師〉裡的「墮枝體」跟「離形」好了。歷代注家說，我們要把身體當成「虛假」、「不自有」，要我們把身體當成不是自身所有的東西，不要再知覺到身體的存在。各位，當我這樣要求各位操作的時候，你有辦法理解、有辦法操作的嗎？

我們一方面不太了解「形如槁木」是什麼意思，一方面也不太知道如何依照這些歷代注疏的描述來操作。我們更不懂的是：當身體處在疾病、傷患所導致的酸楚、疼痛、傷累之中，這時候到底要怎麼樣忘掉或不自覺自己身體的不適呢？或許是因為時間的隔閡吧，從莊子時代到魏晉注疏，間隔的時間真的太長了。又加上歷代注家也許只是表達自己以為的、自己想說的，而那些注家們是不是真的是莊子筆下所謂的「有真人而後有真知」（〈大宗師〉）的「真人」呢？是不是真的有在實際修鍊？又或者實際修鍊了但火候未到，恐怕也難以掌握其中精隨。為了進一步釐清莊子「形如槁木」或者「墮枝體」、「離形」的身體感如何、身體經驗如何、要如何操作，我勢必得在注疏傳統外另外找出其他的途徑。

如果讀過莊子的〈大宗師〉，就會知道「道」的傳授是前修、後學一代接著一代授受體現、傳遞不絕的。在莊子及其前、後的時代肯定也有不少身體力行莊學這類修鍊的人。從〈大宗師〉的敘述描摹可以得知，這樣的一個修鍊傳統，它的影響很可能散布在許多文化領域並且持續到更久遠的時代。即便我們沒辦法從歷史脈絡看到與《莊子》這本書之間明確可證的系譜關聯，但是無礙於這樣的修鍊傳統有薪火相遞、開枝散葉的可能。

詩歌裡「形如槁木」身體感的書寫

在探究莊子書中「形如槁木」究竟何指，又要如何掌握這項技術的同時，也許因為我打小特別喜歡古典詩歌還有傳統醫學，想起在古典詩歌的閱讀經驗裡，有不少詩人墨客談過對於「形如槁木」相關的體驗。又或者在傳統醫學症狀的紀載中，常常提起生病的時候身體很重，痊癒後就不重了。本草學歷代著作裡，也有很多提到身體覺得特別輕盈的記載。因為這些經驗，於是我打算用歷代詩歌與傳統醫學著作為材料，試圖尋找是否有可能增進我們對「形如槁木」的認識，以及要怎麼操作的方法。

首先來看詩歌裡面對於「形如槁木」這個身體感的書寫。為什麼會是詩人呢？小時候喜歡讀詩，無意間從詩歌裡面發現很多詩人談過「形如槁木」這個話題。但是《莊子》本來就是世世代代的文人墨客非常珍愛的一本書，所以與其說是我選擇了詩歌這個範疇來談「形如槁木」，還不如說是詩人選擇了《莊子》，並且選擇「形如槁木」作為他們日常生活實踐的依歸。接下來這個段落會透過詩歌中詩人提到「身如槁木」、「輕身」、「忘身」、「遺身」等等相關論述的作品，來理解詩人對莊子「形如槁木」的理解、詮釋，還有如何體現。我們或許可以從中更豐富而具體地掌握「形如槁木」的身體感。畢竟這種身體境界並不是簡單可以用語言文字一步驟接著一步驟來解析的知識，而是只有透過全身心的投入、心領神會才能掌握的「默會之知」，更是需要透過身體的具體實踐才能夠體現的「具身認知」的知識類型。

在宋詩當中，有不少借物來寫輕盈身體感的「身如槁木」、「枯株」、「槁葉」的描述。很有意思的是宋代詩歌本身是長於論理的，但除此之外卻可以看到大量借這些輕盈物象來描述身體感的詩句。例如聞九成寫「真忘乃是大奇事，身可如木心可灰」（〈楊先高題漱玉軒〉）；蘇東坡寫「居士身心如槁木」（〈次韻王鞏獨眠〉）；陸游寫「身如槁木」（〈讀老子〉）或「觀身槁木同」（〈屏跡〉）；還有劉克莊的「身今槁木寒灰樣」（〈贈豫知子〉）；郭印的「身如槁木是何人」（〈次韻曾端伯早春即事五首其三〉）；吳芾的「形亦如槁木」（〈和陶讀山海經十三首韻送機簡堂自景星岩再住〉）；王之道的「身若槁」（〈鹿泉成士王覺民頗有杜子美不彻之惱和東坡憶〉）；蘇轍的「視身若枯木」（〈和子瞻鳳翔八觀八首其四楊惠之塑維摩像〉）；又或者辛棄疾寫「身似枯株心似水，此非聞道更誰聞」（〈書淵明詩後〉）。在詩人的理解當中，「身如槁木」、「枯株」的輕靈之感，原來是聞道所表現出來的心、身無所執著、糾結，渾然放鬆，達到「真忘」之境的體證。黃庭堅也寫了「身如蜩甲化枯枝」（〈弈棋二首呈任公漸〉），用「蟬蛻」和「枯枝」這兩種同樣乾透輕盈的事物作為譬喻，隱約點出了「枯枝」、「槁木」所蘊藏的意涵。

另外在宋詩當中，我們還看到用枯槁的葉子、飄渺輕靈的飛煙、浮雲來描述身體之感。范成大的「身輕一槁葉」（〈七寶岩〉）；陸游的「身如槁葉」（〈我有美酒歌〉）；晁補之的「身如秋葉輕」（〈再次韻文潛病起〉）；潘璵的「最喜閒身葉樣輕」（〈湖居〉）；石逢龍的「便覺身如片葉輕」（〈官滿借居〉）；陸游的「身輕如飛煙」（〈夜泊龍廟回望建康有感〉）；白玉蟾的「身如雲樣輕」（〈感咏十解寄呈楊安撫〉）；劉克莊的「腰臂拘攣倦笏紳，箋天乞得水雲身」（〈徐洪二公再和二詩余亦隨喜〉其一）。可見宋代的詩人，除了採用莊子「槁木」、「枯木」、「枯株」這樣的意象之外，也會取用其他的物象來表現這般輕盈的身體感。

了解了「形如槁木」這個象徵被詩人理解為輕靈的身體感受，那我們尋著這個線索，進一步看看詩人在讀了《莊子》以後，他們具體實踐心領神會的輕身的內涵究竟是什麼。宋代的

既適又忘適，不知吾是誰。
百體如槁木，兀然無所知。
方寸如死灰，寂然無所思。
今日復明日，身心忽兩遺。
行年三十九，歲暮日斜時。
四十心不動，吾今其庶幾。

這首詩很完整地表達出白居易對《莊》學精華的理解，以及他躬身實踐的體悟，甚至可以讓我們了解他到達的境界。

「身適忘四肢」，當一個人身體很舒服的時候，就會覺得好像沒有四肢了，因為太輕靈了，所以不覺得它們的存在。「心適忘是非」，只要心情好，心裡就不會那麼容易記掛著「那個人真可惡」、「這件事真的太糟糕了」，只有從是非當中超越、抽身而出，才可能心情非常地安適、非常地靜好。

「既適又忘適」，覺得身體好舒服，或者心情真是靜好，但這時候還有念頭——「適」的念頭。我們知道《莊子》書中最高的境界是「虛室生白」（〈人間世〉），沒有念慮的。所以「既適又忘適」，覺得心身很快活，更進一步，甚至連「覺得快活」這樣念頭也沒了。「不知吾是誰」，從執著於別人的耳朵聽到了你什麼、別人的眼睛看見了你什麼、別人的口水批評了你什麼，到最後絲毫不介意而返本全真，回到生命最核心的地方。對著鏡子不禁會問鏡中的人：在你是某某某之前，你是誰？

這時候不再侷限於渺小生命的名利、權位、情愛，而是注重莊子所謂的「是恆物之大情也」（〈大宗師〉），認為心神永恆，願意將時間心力投注在自己靈魂的升進，甚至探究在我生之前、我死之後，這樣的生命是不是持續存在著。

有了這樣的生命觀，有了這樣的功夫與生命境界，慢慢地努力就能到達「百體如槁木」，這不就是莊子講的「形固可使如槁木」（〈齊物論〉），不就是太極拳的「一舉動，周身俱要輕靈」嗎？「兀然無所知」，因為不痛不痠，非常地輕鬆，好像感覺不到身體的存在了，這不就是輕鬆的極至嗎？「寂然無所思」，而心非常地安靜，不只沒有負面情緒，連多餘的念頭也沒了。而這樣一種心身的放鬆，不止是停在那的，而是可以不斷進步的，所謂的「今日復明日」，進步到後來「身心忽兩遺」，對於心靈的執著、身體的執著，都淡到沒有了。

最後幾句詩中，我覺得白居易有點可愛，「行年三十九，歲暮日斜時。四十心不動，吾今其庶幾？」他數數現在自己幾歲，三十九。對那個時代的人來說，那已經是黃昏之時了。可是白居易忽然想：「亞聖孟子不是說『我四十不動心』（〈公孫丑上〉），而我現在三十九，還小贏一歲」。白居易在實踐莊子之道到了三十九歲的時候，他覺得自己已經不會因為外在世界的起伏而干擾內心了。

在這首詩裡面，我們能夠看到非常具體的功夫進程，看到怎麼樣才能讓自己有「形如槁木」的修為。

甚至中國第一大詩人李白覺得「形如槁木」、「忘身」、「輕身」這樣的一種身體感，是世界上最快樂的事了。所以在〈月下獨酌〉四首其三裡面，李白說「不知有吾身，此樂最為甚」，名利俗情所能獲致的喜樂很快就消失了，相較於此，能夠忘世忘身，對外在世界看得越來越淡、返本全真，好好愛養自己的心身，才是在人世間能獲得的至樂。

設若將詩人所吟咏和身輕有關的功夫整理成一座人人可以拾級而上的階梯，循著這座階梯一步步向上。第一階是「忘世」，以前你看新聞也許會覺得很干擾心情，現在卻覺得還好，更進一步覺得這一切都是自然的。

第二階是「忘名」，你在人世間能擁有什麼樣的緣遇、富貴、名位，那都是順其自然、水到渠成而已，不必執著。

最後一階「忘身」，對「身」也不會有過度的執著。在整個醫道同源的身體傳統中這是很重要的，越是想要氣血非常地充沛，就越是要放輕鬆，進一步才能做到「忘身」；或者說進步到「輕鬆到不覺有身體」的境界，就好像遺棄拋丟一般，感受到虛空一般的身體感。

在傳統醫學的背景裡，氣血要充沛、要順暢；臟腑、肌肉、骨骼要非常地健康，最重要的關鍵，就是要有一顆平和靜好的心靈。而平和靜好的心靈也是要達到「形如槁木」的輕身境界所必備的。一旦能擁有「形如槁木」的身體感，表示你的心與身都已經放鬆到一定程度了。

醫家傳統中的「身重」與「身輕」

接著將透過傳統醫學的經典來理解什麼是「形如槁木」。首先要看的是醫家傳統中怎麼形容「身重」與「身輕」。不管是在哪一個時代或者哪一個地域，身體鍛鍊或修行傳統的基礎很可能和當地的主流醫學息息相關。因為都是在對身體進行探索。例如當代練重量訓練的人可能會去研究解剖學；如果正在進行復健，很可能就會認識皮拉提斯這個運動。所以說「醫道同源」，一旦能透過傳統醫書理解什麼叫「身重」，為什麼身體會不輕而重，那是什麼原因導致的，那是什麼樣的感覺，就能更加地理解同一個源流之下的莊子所追求的「身輕」。

首先看一下圖二這張《傷寒論》中身「重」之病的身體感圖解。我們發現一個病人，他可能覺得身體好重，或者覺得四肢好重。各位有這樣的經驗嗎？某一天不太舒服，甚至可能連要爬上公車都覺得特別地艱難，因為身體很沉重。但隔幾天你的病好了，就不覺得沉重了。《傷寒論》中這段文字是這麼說的：

脈浮數者，法當汗出而愈，若下之，身重心悸者，不可發汗，當自汗出乃解。所以然者，尺中脈微，此裡虛，須表裡實，津液自和，便自汗出愈。（〈辨太陽病脈證並治中篇〉）

「法當發汗」，什麼情況下應該發汗呢？當把脈時脈象是浮的，代表疾病在體表，表示風寒之邪是客留於皮毛或肌肉層，傳統醫學的治療方法是用發汗的方式，喝一些辛溫散邪之藥，發汗了病就好了。可是在這個情況下如果遇到庸醫，「若下之」，本來應當用發汗的表解之法，他卻誤用了下法讓你瀉肚子，這會導致什麼樣的結果？因為這個瀉下的藥劑，把你的病邪帶到更深的經絡或臟腑，而原本瘀滯在皮毛肌肉的風寒之邪仍然沒有排出去。所以病患就會感受到一種全身肌肉沉重的感覺，那就是身重了。

又或者《傷寒論》提到「脈浮緩，身不疼，但重」（〈辨太陽病脈證并治下篇〉），脈浮代表寒邪滯留在肌肉層，當汗發不出或者還沒發汗，你就會感覺全身沉重。《傷寒論》講到身重的例子還很多，舉一個不是寒邪的例子。「陽明病，脈遲，雖汗出，不惡寒者，其身必重」（〈辨陽明病脈證並治全篇〉），我們知道足陽明胃經，我們的臟腑與經絡相連，當熱邪匯聚

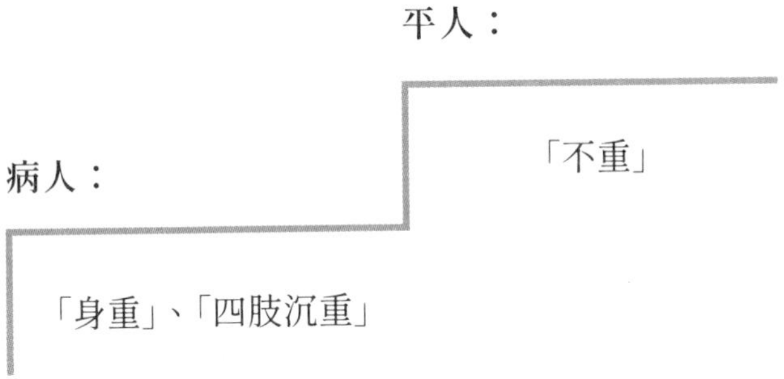

圖二、《傷寒論》中身「重」之病的身體感圖解

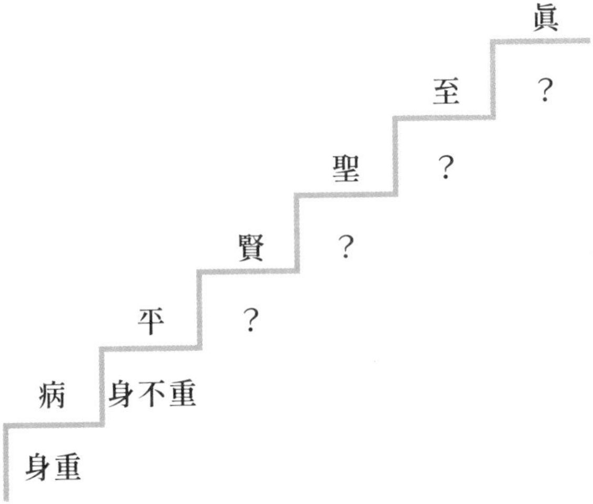

圖三、《黃帝內經素問・上古天真論》中「賢＼聖＼至＼真人」的境界階梯

在患者的腹中，並向足陽明胃經循行的路線擴散，患者將因此感到熱困在體內導致的身重。

來看看圖三這座階梯。從最低階的病人講起，假使你生病的時候覺得身體好重，為什麼病好就不重？因為你可能透過發汗，把留客體內的風寒之邪汗解發掉了，或把熱邪瀉掉了，把那些不該存在於你體內的風、寒、濕、熱邪都排出去了，身體就不覺得重了。現存最早的中國傳統醫學專著《黃帝內經》在〈上古天真論〉裡描繪出一座級級向上升進的生命境界的階梯。凡人不只可以擺脫疾病，變成沒病的正常人，更可以從沒病的正常人往上走，邁向賢人、聖人、至人、真人。

如果病人的身體四肢好沉重，而平人身不重了，是不是可以推論，賢、聖、至、真人的身體會越來越輕靈放鬆呢？這是透過《傷寒論》的「身重」可以相對理解的「身輕」，又回到《黃帝內經》的脈絡裡，我們發現「身輕」應該是可以不斷往上進步、更加輕靈放鬆的——輕靈放鬆，可以是一條沒有止境的進程。

在《傷寒論》和《黃帝內經》之後也來看看本草經典。《神農本草經》載錄了三百六十五味藥。不可思議的是，吃了以後能讓身體覺得更加輕盈的藥味，居然有一百二十四味，也就是超過三分之一的藥味都提及只要久服，都可以擁有身體更輕靈的效用。從這麼可觀的比例可以推知，「輕身」或說莊子「形如槁木」的身體感，真的是傳統醫學、本草學中一個非常重要而普遍的訴求，也是每個人都嚮往達成的身體目標。

實際來看幾個「久服輕身」的藥味，但切記藥都是不能隨便服用的，一定要按照醫生的指示才可以使用。我們看《神農本草經》中記載的人參這味藥，「味甘，微寒，主補五藏，安精神，定魂魄，止驚悸，除邪氣，明目，開心益智，久服輕身延年。」很多人都知道人參是一味非常重要的補氣藥，而適當地補氣久了，身體可能會覺得更輕盈。所以「形如槁木」的身體可以是真陽之氣、正氣充沛的一種身體感。再來看看白朮這味藥，「味苦、溫。主風寒濕痺、死肌、痙、疸，止汗，除熱，消食。作煎餌，久服輕身延年，不飢。」它算是補中焦之氣非常重要且具代表性的一味藥了。一樣是提到「久服輕身」，所以中焦之氣充沛了，身體也會感覺更加地輕靈。

接著看一味大家都很熟悉的署豫，「主傷中，補虛羸，除寒熱邪氣，補中，益氣力，長肌肉。久服耳目聰明，輕身，不飢，延年。」署豫也就是山藥，可以補虛羸、補中焦，一樣吃久了能「輕身」，身體會覺得很輕盈。這似乎也讓我們聯想到一個正氣不足的人，是不是身體會比較沉重？這是當然的，假使身體內正氣充沛，當正邪交爭，正能勝邪，身體的風寒濕熱外邪客留少了，自然就覺得身體輕了。再來看湯品中也常出現的薏苡仁，「主筋急拘攣，不可屈伸，風濕痹，下氣，久服輕身益氣。」薏苡仁也就是薏仁這味藥，是一味可以治療抽筋、風濕、利水消腫的藥，也就是能將身體多餘的水分排除。在這麼做的同時，身體自然也會覺得變輕盈了。

值得注意的是，在《神農本草經》裡提到具輕身之效的一百二十四味藥物，除了輕身之外，常常同時具備了「長肌肉」、「肥健」、「倍力」的功效。可見輕身就像前面提過的，絕對不是在度量衡、在體重機上數字的減少，而是一種體現在身體本體的輕盈感受。而且《神農本草經》裡的「輕身」之藥不少還具備「療瘡」的功能，能夠加快皮膚瘡口的癒合速度，增強身體的療癒能力。

正氣充盈，才能阻抗外來邪氣，風暑濕燥寒邪因此不易客留，身體才容易輕鬆靈活；肌肉量足，新陳代謝率獲得提升，身體才容易感到輕鬆靈活；療癒風濕，排除身體多餘水分，身體才得輕靈；療癒瘡癰，身體療癒能力變好，此身方有輕靈可期。此等時與「輕身」並見的補益、除濕、增肌、療瘡等功效，不難發現與「輕身」功效間的因果關連。

如果把關注的焦點從體表深入體內，甚至還可以發現具備「輕身」、具備讓身體擁有「形如槁木」身體感的藥物，它的整體功效也能補益五臟、筋骨、骨髓、血液、精液，還能同步提升耳、目、口、鼻等七竅感官的功能，讓人耳聰目明，甚至於可以讓人年壽增長、減緩衰老、牙齒堅固、頭髮烏黑，還可以堅強精神意志、強化魂魄，甚至憑藉服食這些藥物，可以讓你具備超越平人、常人而進一步通往賢、聖、至、真人的體道境界。

可以看一下圖四這張整理本草群籍[1]裡提到「久服輕身」藥味兼具藥效的圖表。想像一下在擁有「形如槁木」身體感的同時，將會具備這些身體的功效：從前面提到的補氣、長肌肉、倍力、療瘡，到美顏色、皮膚光澤、安五臟、堅筋骨、填髓、利血、益精、明目、聰耳、強志、耐老、不老、延年、令人有子、夜臥常見有光、通神明、神僊、年百歲、齒不墮、髮不白、飛行千里、走及奔馬、跳越岸谷、日行五百里、登危涉險終日不困等，見諸圖表的諸多療效，似乎可以看到久服輕身不斷向上提升的境界，這是不是就像《黃帝內經》在〈上古天真論〉裡告訴我們：病人康復了可以成為平人，但平人之上可還有賢、聖、至、真人。在體現「形如槁木」的路上，在追求「一舉動，周身俱要輕靈」的路上，是否我們也可以逐步地體會本草群籍所描繪的這些透過藥餌久服輕身的效應呢？不要忘了詩人告訴我們的，透過自我心身的修鍊所獲致的輕身之效更是遠超過服藥所能獲致的。[2]

經由上述聚焦於詩歌中對於「形如槁木」、「輕身」、「身輕」的詮釋與體證；還有透過醫經了解「身重」及其原因，反過來對於「身輕」、對於「形如槁木」也可以有更深

1 圖四文字乃由下頁本草典籍整理而得。

2 詳參拙作《形如莊子、心如莊子、大情學莊子：從生手到專家之路》第四章，頁二九八—三一六。

時代	出版西曆	編撰者	書名	卷數	內容摘要	收載藥物數
先秦兩漢			本草經	3卷		365種
梁	500後數年	陶弘景	神農本草經集註	7卷	神農本草經365種 名醫別錄365種	700種
宋	1097以後	唐慎微	證類本草	32卷	嘉祐本草1084種 其他本草書660種	1744種
明	1566	陳嘉謨	本草蒙筌	12卷	依《本草集要》， 部次集成	742種
明	1612	李中立	本草原始	12卷	取本草各種， 合以《雷公炮製》	466種
明	1646	盧之頤	本草乘雅半偈	10卷	本經222種 其他143種	365種

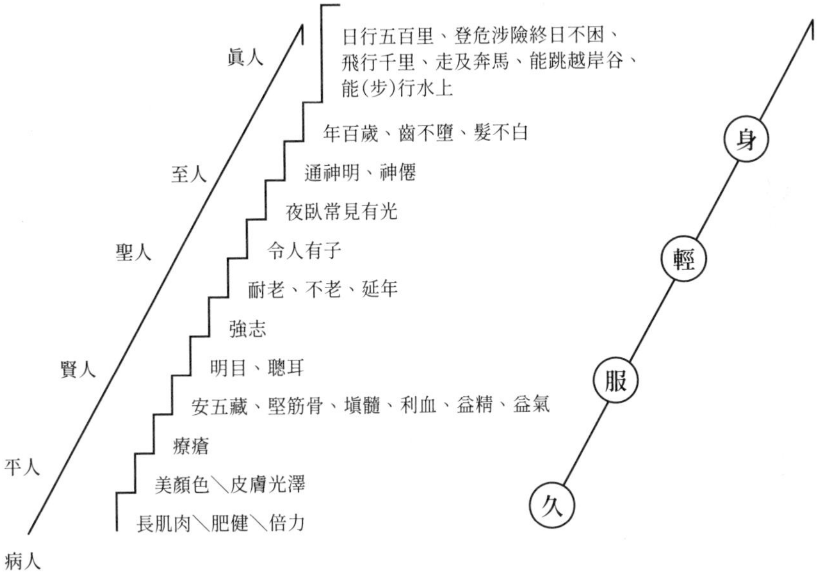

圖四、本草典籍中「久服輕身」藥效圖示

刻的理解。而這理解也幫助我們得知像階梯一樣的進程裡，自我的心身也可以擁有怎麼樣的升進。

身為一個學術研究者，當我對「形如槁木」的探索無法從既有的歷代注疏傳統中找到解答之後，只能另闢途徑。透過傳統詩歌、詩人具身認知的描摹，參閱醫家經典的條文，似乎可以掌握什麼叫做「形如槁木」，什麼叫做「身體很輕靈」的身體感。甚至於詩人也告訴我們要如何實踐才能擁有這樣的身體感。老子說：「堅強者死之徒，柔弱者生之徒。」（〈第七十六章〉）當我做完一項聚焦於輕身專題的研究，有很深刻的感觸。所謂的「生之徒」，當你追求一個越來越輕靈放鬆、專氣致柔、如嬰兒般的身體感，就會不斷走向嬰兒的世界；而當你忽視了這個課題，放任自己越來越僵硬，那麼你奔赴的就是死亡之途。而身體感的正負兩極，一端正是我們今天談的「身輕」，與彼端疾病的「身重」。更有趣的是，詩人所追求的這世上最極致的快樂，居然與我們今天探究的主題有關。李白說「不知有吾身，此樂最為甚」（〈月下獨酌〉四首其三）。當我們瞭解了什麼是「形如槁木」的身體感受，當我們將「周身俱要輕靈」落實於生活的技、道、心，此般人間至樂我們也就擁有了。

1. 首先，左腳底板的湧泉穴，左湧泉用力地往外伸展，好像要逃離身體、遠離身體一般，往外逃跑。用力力道分爲低、中、高三階段。也就是一點用力、越來越用力、最最用力。力度低、中、高花費的時間如果合計是三秒，放掉大約是一秒，三比一的時間。接著換右腳湧泉穴，也是低、中、高不斷往外推。左右湧泉都往外推之後，接著往內收。左湧泉往內收，用力也是低、中、高，從一點用力到更用力、到最用力。接著右湧泉。

湧泉穴單一穴道所在部位往外、往內交替的用力與放鬆，就是往外推左腳湧泉；往外推右腳湧泉；接著往內收左腳湧泉；接著往內收右腳湧泉。這樣算一輪，一共做三輪。

穴道預覽：

照海穴：內腳踝突出來的骨頭，最凸的地方是內踝的「踝尖」，手指摸著踝尖往腳底板的方向滑動，會滑進一個小小的凹陷，那裡便是照海穴。

丘墟穴：外腳踝踝尖，稍微往下、往前滑，會滑入一個小小的凹陷，那裡便是丘墟穴。簡單來說，就是相對於照海穴在腳踝外側的穴道。

2. 接著進入第二組穴道，照海、丘墟穴。先逆向身體中心線，好像這兩個穴道要離得越遠越好，用力強度一樣是低、中、高，越來越用力。左邊做完了換右邊，也是照海、丘墟這兩個穴道，很用

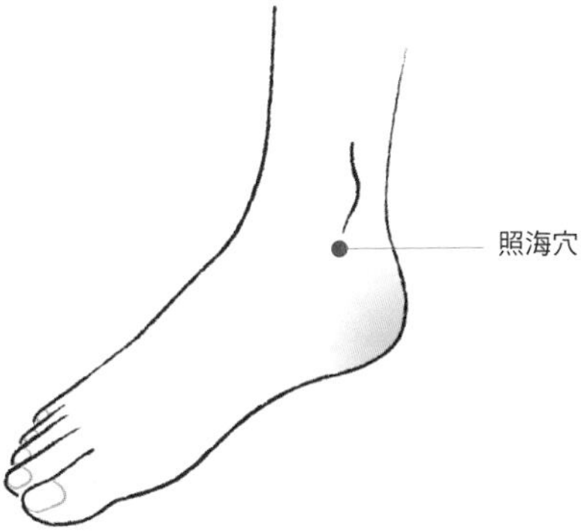

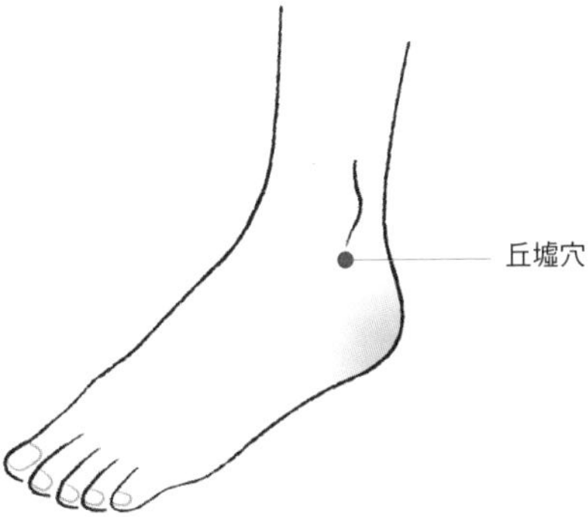

力地往外擴，好像你的腳踝要炸裂了一般。接著要用力內縮了，好像左腳的照海、丘墟穴急著要見面擁抱彼此一般，所以就往內收了，一樣用力是低、中、高。一次外擴，左照海、丘墟，右照海、丘墟；一次內收，左照海、丘墟，右照海、丘墟。做完這樣三輪，照海、丘墟單一穴道所在部位往外、往內交替的用力與放鬆也就完成了。

穴道預覽：

承筋穴：摸摸你的小腿肚，肉最多那一處的中心點，便是承筋穴。注意是在小腿肚的中心，而不是小腿的中心。

3. 第三個穴道是承筋穴。承筋穴就在我們小腿肚肉最多的正中央。躺著操練時，就想像左腳承筋穴很用力地往地板方向延伸，好像整個承筋穴要逃到地球的核心一樣，低、中、高，放掉。別忘了低、中、高費的時間如果是三秒，放掉大約是一秒，三比一的時間。接著是右腳的承筋穴，一樣地往地板方向用力，好像要逃到地心，低、中、高，然後放掉。接下來當然是要往足脛骨的方向、往內收緊了。一樣地，左承筋，低、中、高往內收緊，放掉。接著換右承筋，低、中、高往內收緊，放掉。各位，如果是外擴的用力，就往地板、地心方向；往足脛骨核心的方向就是向

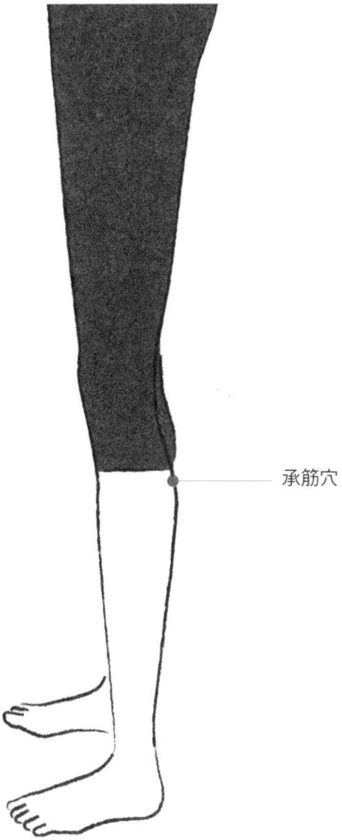

內的用力。這樣地交替叫一輪，做完三輪，承筋穴單一穴道所在部位往外、往內交替的用力與放鬆也就完成了。

穴道預覽：

委中穴：委中穴位於膝蓋後方的正中央，按下去時約略可以感覺到有動脈在跳動。

4. 各位，乾坤自由行之二的動作，是從左到右、從下到上，所以左湧泉、右湧泉，左照海丘墟、右照海丘墟，左承筋、右承筋。小腿走完了會到哪呢？沒錯，就是膝蓋窩。膝蓋窩在膝蓋的對邊，膝蓋窩的最中央就是委中穴了。先把左邊的委中穴往地板方向外擴，好像要逃到地心。低、中、高，放掉。接著右委中一樣的方法用力，低、中、高，好像往地板、地心的方向，接著放掉。時間配比一樣是三比一。做完逃離身體中心線，接著當然就是往膝蓋核心的方向內收了。一樣地先左委中，往膝蓋核心方向，低、中、高用力，然後放掉。接著右委中，往膝蓋核心方向，低、

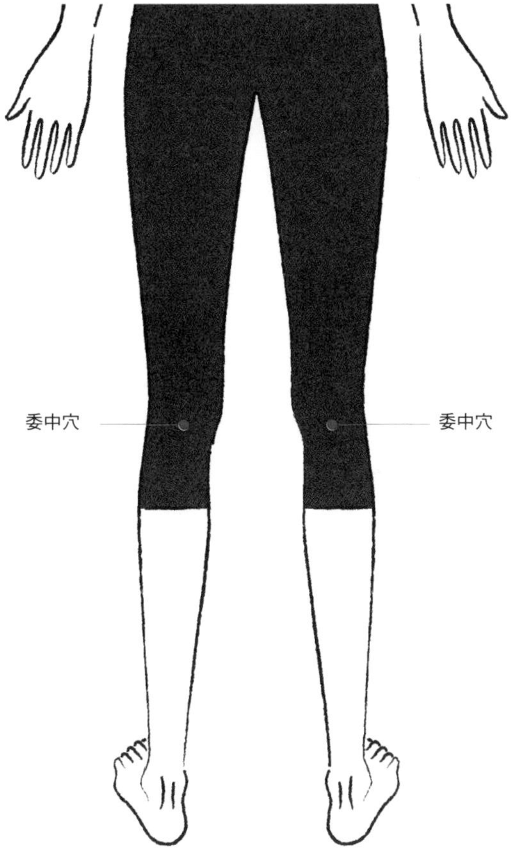
委中穴
委中穴

中、高用力，然後放掉。做完三輪就可以離開委中穴，到比膝蓋更高的地方了。

穴道預覽：

伏兔穴：伏兔穴在大腿前側肌肉的正中心。

殷門穴：殷門穴在大腿後側肌肉最豐厚的中心。

5. 比膝蓋更高的地方是哪裡呢？是大腿前面的伏兔穴和後面的殷門穴。伏兔像一隻兔子趴在那，大腿前側肉最多的正中間。殷門在大腿後面。伏兔跟殷門這兩個穴道的用力方向是逆向身體中心線，也就是逆向大腿核心的方向。想像大腿上面的伏兔穴跟下面的殷門穴要遠離，好像整個大腿要爆裂一樣。這樣的用力方向可能初學者或者體脂肪過高的人比較不容易做到，可是只要持續練習，通常一週之後就會覺得非常簡單、非常明顯。

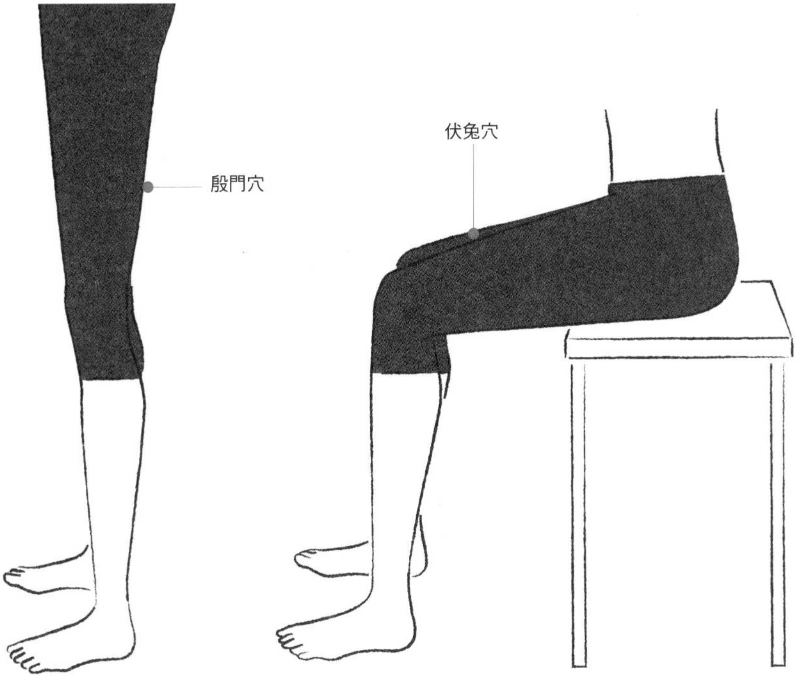
伏兔穴
殷門穴

開始往外推，左伏兔、殷門兩個穴道遠離大腿核心，力度也是低、中、高，左大腿好像要爆裂、撕裂一樣，接著放鬆回來。左伏兔、殷門做完換右伏兔、殷門，按照同樣的辦法外推，然後放鬆。

接著方向改變，從遠離大腿骨核心變成靠近彼此，收緊。現在左大腿前側的伏兔與後側的殷門，不再是往外跑，而是要靠近彼此，好像整個大腿要收縮地越近越好。力度一樣是低、中、高，放。接著換右伏兔、殷門，低、中、高，放。做完三輪，也就繼續往上走了。

穴道預覽：

秩邊穴：兩片臀部各自肌肉豐厚處的中心，即是秩邊穴。

6. 大腿結束會到哪呢？顯然就是臀部了。臀部左邊肉最多的地方，左秩邊。還有臀部右邊肉最多的地方，右秩邊。躺著操作時，一樣是把秩邊穴朝地板方向、朝地球核心的方向跑。你一定覺得奇怪，我爲什麼要形容是往地板方向，跟往地球核心的方向？因爲在練習過程中，你會覺得秩邊穴能夠往身體外擴的距離好像越來越遠，在意向上好像可以通往地心一樣。接著右秩邊也是往地板、地心的方向用力。

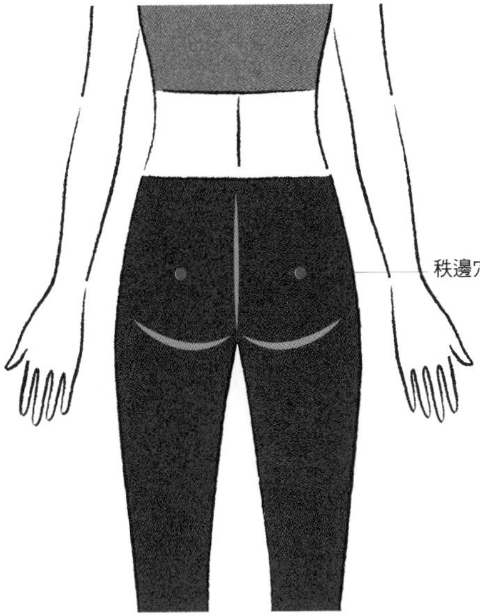

做完外擴就往身體核心了，左秩邊會往身體裡面用力，好像整個屁股往內縮小一樣，低、中、高收緊，然後放掉。接著右秩邊，低、中、高收緊，然後放掉。完成這樣一輪，一樣交替三輪，我們又要往上走了。

穴道預覽：

關元穴：肚臍以下三寸（四指幅）的位置，就是關元穴。

神闕穴：肚臍的位置，就是神闕穴。

7. 臀部走完輪到腹部，在肚臍以下四指幅的關元穴，跟肚臍所在的神闕穴。一樣先做遠離身體核心方向的動作。躺著操作時，先把關元穴朝向天花板的方向，不斷地往外擴。想像你的關元穴好像一座小火山，就要噴發了一樣。但注意，你的臀部還是貼在床板或地板上，那是一種穴道所在部位的肌肉用力要往上的一個努力的過程。力度仍然是低、中、高，越來越用力，用力到極至了，放鬆。關元穴做完之後，就換神闕穴，也就是你的肚臍，同樣朝著天花板的方向，好像火山要爆發一樣，低、中、高，放掉。

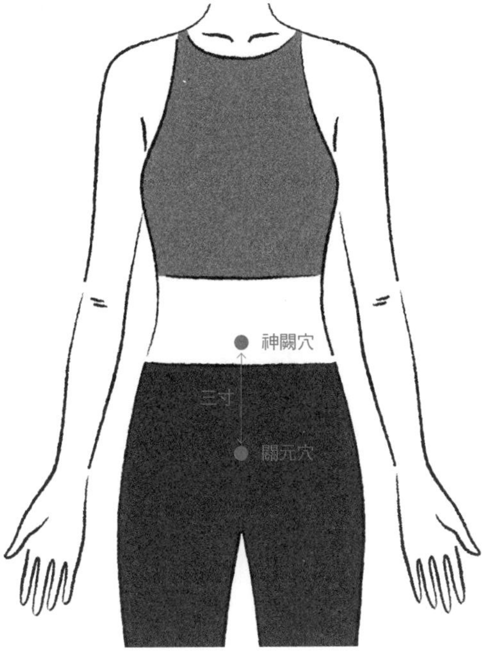

現在位置比較低的關元和位置比較高的神闕，都做了往天花板方向的極度擴張以及放掉之後，我想各位猜到了，沒錯，接下來就是往身體核心方向來收緊。先是關元，好像關元穴要走到背部的脊樑骨一樣，低、中、高、收緊，然後放鬆。再換神闕穴，你的肚臍好像洩水槽，所有的水都要往下洩，一樣低、中、高、收緊，到了不能再往內收的時候，又放掉。一次往天花板方向，一次往脊樑骨、往背後的方向，交替一次叫一輪，做完三輪又可以往上走了。

穴道預覽：

勞宮穴：手掌心的正中央，就是勞宮穴。握拳的時候，中指與無名指稍稍用點力，在掌心上留下點指痕，這兩個指痕的中心點，就是勞宮穴所在。

8. 接下來走到手心。躺在床上操作時，手臂和手背是貼在床板上的，保持手臂和手背貼在床板上，然後勞宮穴不斷地往天花板方

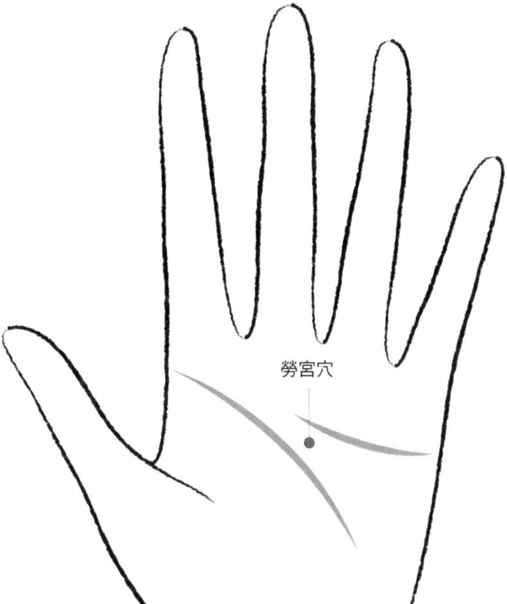
勞宮穴

向延伸五寸（四指幅＋兩個拇指寬）的位置，就是郄（讀音「隙」）門穴。

9. 找到郄門穴。想像左郄門往天花板的方向靠近。有時候我練得快意的時候，會想像郄門穴要去貼近月亮或太陽，然後我的右郄門也跟著要不斷地用力，向上貼近天空。

接著相反方向，想像左郄門往地心方向用力，低、中、高，放掉。接著換右郄門往床板方向用力，低、中、高，放掉。這樣往天花板，或往太陽、月亮、天空都可以，跟往床板、往地心交替做完，稱爲一輪，做完三輪，又要往上走了。

穴道預覽：

俠白穴：將手肘彎曲，從手肘內側橫紋中央往肩膀方向五寸（四指幅＋兩個拇指寬）的位置，就是俠白穴。

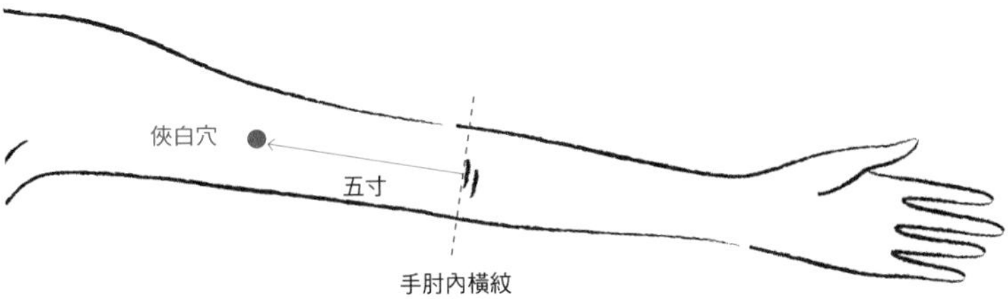
俠白穴
五寸
手肘內橫紋

消濼穴：消濼穴則位於上手臂外側，三頭肌（俗稱掰掰袖）的中央凹陷處。爲了找消濼穴，我們可以先找出肩髃（讀音「於」）穴、肩髎（讀音「瞭」）穴、天井穴等三個穴道，就能更精準地找到消濼穴。

如何定位消濼穴？

① 首先手臂向身側平展伸出，在肩膀和上手臂相接處，可以摸到一處凹陷，這是「肩髃穴」。

② 摸著肩髃穴，將手臂向斜上方舉高，在肩髃穴後方大概一寸（拇指寬）的地方，可以摸到另一處凹陷，這是「肩髎穴」。

③ 把手肘彎曲起來，手肘最突出的地方叫做肘尖，從肘尖往上約一寸有一處凹陷，這是「天井穴」。天井穴和肩髎穴連線的中點，就是消濼穴。

10. 往上走到哪呢？就是手上臂，左邊的俠白跟消濼穴往外擴張，俠白穴往天花板，消濼穴往床板、往地心，左邊用力完換右邊。然

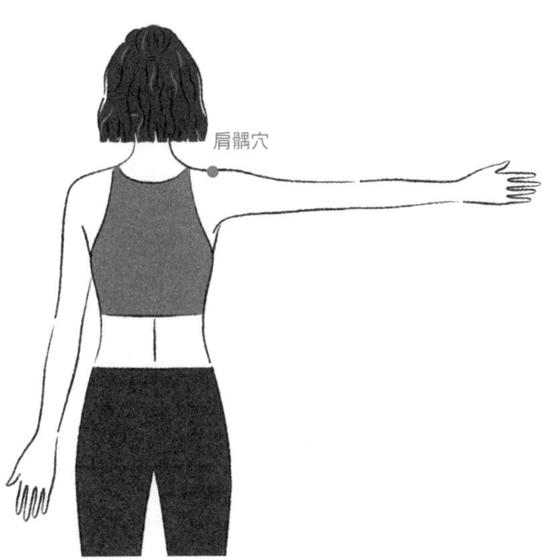
肩髃穴

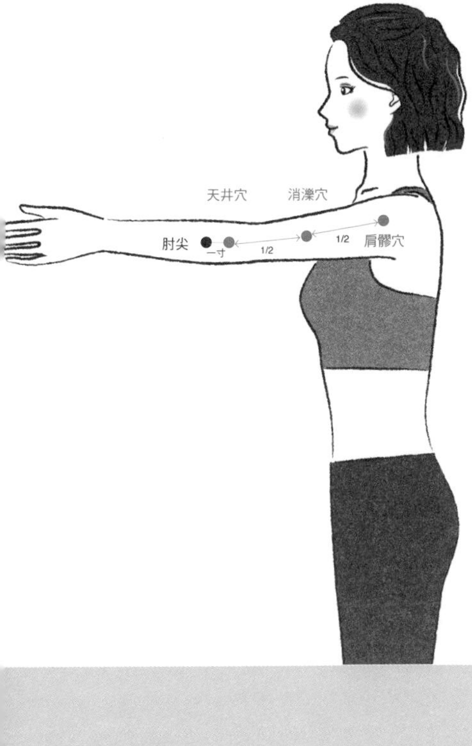
天井穴
消濼穴
肘尖
一寸
1/2
1/2
肩髎穴

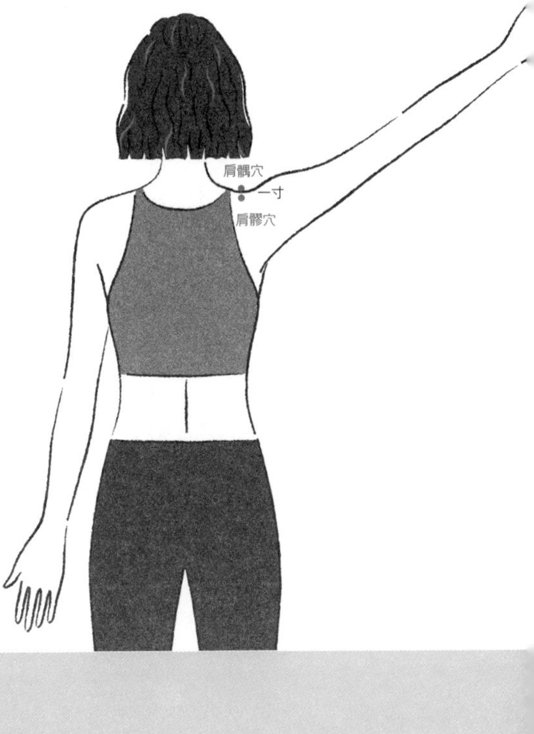
肩髃穴
一寸
肩髎穴

後接著是俠白穴跟消濼穴想要彼此靠近，甚至於跨過肱骨來擁抱彼此，不斷地收緊，低、中、高，放掉。然後換右邊的俠白跟消濼穴好像要擁抱彼此，不斷地靠近，然後放掉。同樣地，往外擴跟往內縮，遠離彼此、擁抱彼此各一輪，三次三輪之後，我們又往上走。

穴道預覽：

乳中穴：乳頭的位置，就是乳中穴。

11. 這時會來到乳房中央的乳中穴，躺在床板操作時，也是先想像左乳中，好像想逃離這個身體，不斷地往天花板、天空、太陽、月亮的方向靠近。你會發現越是練習，可以往上的幅度好像會越來越大。左乳中完了換右乳中，一樣是往上用力。不管想像是火山噴發也好，或者就是乳中穴所在的肌肉位置，要不斷地往更遠的方向前進也好。

乳中穴

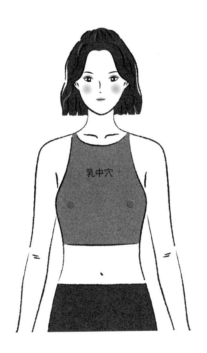

以下是操作「乾坤自由行之二」時，所應該留意的貼心叮嚀，其實剛剛也都提過了。

首先，穴位所在部位的肌肉用力的時候，會越來越用力，所以通常在口令上會說低、中、高，是指用力的強度，然後才放鬆。用力跟放鬆所花費的時間，如果用力是三秒，放鬆就是一秒。

其次，穴道操作的順序都是先左後右，從下到上。另外，無論是操作「乾坤自由行之二」或者穴道導引的任何一式，都不要太趕時間，最好徹底用力、徹底放鬆，之前越用力、之後就會越放鬆，效果也會越好。當然也不要過度勉強，勉強到覺得心身不安適那也不行。

操作的次第都是左右左右左右，當然少數的是下上下上下上，一共六次。第一、三、五次是往外擴，遠離身體核心；第二、四、六次是往內收，這兩個向度是交替的。我想這樣的次第，各位在學習過程中也許早就發現了。

接著進入「乾坤自由行之三——所有穴道逐一自由地累疊用力與放鬆」。各位可以躺在床板上或瑜伽墊上操作。

首先，一旦用力，不管是往外擴還是往核心收緊，就停留在用力的那個狀況，再加入下一個穴道，順序是從左而右、從下而上，不斷地累疊，直到最後一個穴道用力收緊的時候，所有的穴道一起收緊，並在心裡默數一、二、三、四、五、六，然後放鬆。

放鬆的時候，順序相反，倒過來從上而下，從右而左。唯一要留意的是我們的頸子，頸子有左天窗、右天窗、廉泉、風府，這四個穴道的放鬆是一塊進行的。

以上重點先說了，我們就一口氣試試。但我先打個預防針，通常「乾坤自由行之三」會讓初學者非常沮喪，覺得很難控制穴道的累疊用力。各位，不要懈怠，一個禮拜你就跟上了。還有放鬆的時候也一樣，初學時常常還沒輪到的穴道就先放鬆了，沒關係，再收緊，等輪到的時候再放鬆就好。一天一天當中你會越來越進步。

原則說完了，同學們現在來試試吧。我自己的學習經驗是記住穴道所在位置以後，不一定要張開眼睛看，而是要用心體會，讓心安定下來，專注在每一個作用的穴道所在部位的肌肉，它是選擇了往外擴張還是往內收緊，你就專注在每一個穴道的當下就好。

首先，一個接一個「用力」個別的穴位，向度可以自由選擇內收或是外擴，用力以後持續保持用力：左湧泉、右湧泉；左照海丘墟、右照海丘墟；左承筋、右承筋；左委中、右委中；左伏兔殷門、右伏兔殷門；左秩邊、右秩邊；肚臍以下四指幅的關元；肚臍的神闕；手心的左勞宮、右勞宮；小臂的左郄門、右郄門；上臂的左俠白、消濼，右俠白、消濼；左乳中、右乳中；頸子的左天窗、右天窗；頸子前面的廉泉，後面的風府；全部收緊；在心裡默唸一、二、三、四、五、六。

好，放掉頸子；放掉右乳中、左乳中；放掉右上臂俠白、消濼，左上臂俠白、消濼；放掉右郄門、左郄門；放掉右勞宮、左勞宮；放掉神闕，放掉關元；放掉右秩邊、左秩邊；放掉右伏兔、殷門，左伏兔、殷門；放掉右委中、左委中；放掉右承筋、左承筋；放掉右照海、丘墟，左照海、丘墟；放掉右湧泉、左湧泉。全身都放掉了。這樣就是一輪，你可以反覆地操作，每天都會更清楚明白、更進步。

睡了一晚的你，可能某些部位不夠放鬆而僵硬糾結，可以用乾坤自由行一、二、三來開啟一天，在一早醒來把身體的僵硬糾結全部解開。然後在睡前，你再把全身在一天的工作當中、交通當中導致的疲憊、僵硬、糾結完全放鬆，再好好入睡。

從今天開始記得，把穴道導引記在《小月曆》或者私人札記的規劃裡。然後在《小步走》或另一本子劃記實踐。實踐了就可以撕掉了，你的一天就又更放鬆、更成長了。

起勢

彩蛋四要介紹的是太極拳的「起勢」。太極拳的核心追求，如果用一個字來表述，那就是「鬆」。用一句話來表述，就是張三丰祖師說的「一舉動周身俱要輕靈」。這句話是不是很莊子呢，就像莊子的「形如槁木」、「心如死灰」一樣，希望我們的身心、整個人都變得輕鬆又靈活。

先來說起勢的預備式，首先，兩腳平行站開，與肩同寬。而這個兩腳，指的是腳底板的中線。手的中線就是中指，但腳的中線與手有別，因爲大拇趾是比其他四趾大上較多的，腳的中線是從腳的食趾和中趾之間這個縫隙，一直延伸劃到腳跟的中心點。左右腳這兩條中線，在起勢是平行的。切記，兩個腳底板既不可以是內八，也絕對不能是外八，兩條中線是恰好平行的。而這平行的距離有多遠呢，等於肩寬。所以在學習太極拳的開始，你可能要找一位夥伴幫你測量肩寬。肩寬的測量，我們最後在貼心叮嚀的時候再說。

兩腳平行站開，與肩同寬之後，豎起脊樑，這跟「緣督以爲經」是一樣的，也是我們每天清醒時刻，坐著、站著、走路時都要恪守或維持的原則。而所謂的豎起脊樑，是在不刻意用力，不會僵直、不會緊張的情況下，放鬆地把脊椎自然打直。接著，頂頭懸，想像你的百會穴有一條髮辮掛在樑上，非常輕鬆地讓你的脊椎往上延展。接著，含胸，太極拳所謂的含胸，就是不挺胸、也不駝背，把肩膀輕鬆地垂放，那就是含胸了。接著，收尾閭，屁股不翹就是收尾閭，你的骨盆既不前傾，也不後傾。還有，腿在膝蓋之處微彎，當你不刻意把腳打直，就是微彎了。

以上是太極拳的起勢預備式，接著要開始動作了。起勢的胴體是維持一樣的姿勢的，動的唯有你的手，會經歷六個變化。起勢一開始，雙手垂放在身體兩側。手背朝向前方，手掌是放鬆的。放鬆的時候，因爲每個人手的鬆度不一樣，只能說手指不可能是緊閉的，至於手指張得多開，會因爲每個人手指放鬆的程度而有不同，你就不出力，放鬆就好，不必刻意、切莫出力，更不必要求人人相同。如果擺放的位置正確的話，你前後晃動一下手是不會打到腿的。

最後說說怎麼測量肩寬。

被測量的人把一邊的肩膀靠住牆面，你找家人、朋友、另一個人拿著木板夾在另一側肩膀，這時候牆面跟木板之間是夾緊你的肩膀的，是完全平行的。然後拿一條布尺或伸縮尺，測量一下這兩條平行線相距多寬，那就是你的肩寬。初學者可以用兩條彩色膠帶，貼在每天練習的地板上，然後你腳的食趾跟中趾之間，與你的腳後跟的中心之間的連線，就剛好重疊在這條直線上。每天就在這條線上練習，你的起勢就容易打得很標準囉。

第二個小叮嚀是我們的膝蓋。雖然腳不打直而微彎，但微彎的膝蓋是不會超過腳的虎口緣的。手的虎口在大拇指跟食指之間，同樣地，腳的大拇趾跟食趾之間的縫隙也就是腳的虎口緣。

太極拳起勢的教學就到這裡。同學，從今天開始，你一樣可以把太極拳的起勢規劃到每天的《小月曆》和《小步走》或行事曆、手札所記錄的練習裡。

起勢是一個放鬆手的過程，也可以把太極拳起勢和第二章講的「神凝」搭配練習。你不一定要靜坐著「神凝」，也可以在太極拳起勢的過程中，讓你的注意力靜定在身上的一點，這兩個練習是可以合併操作的，讓身與心的放鬆同步進行。

第五章

望氣色練習

增強閱讀自我身體的能力

接觸過中華文化的人，多少都聽過中醫是用「望聞問切」來診斷病人。

這個章節要談的主題是「望」氣色練習。有什麼方法可以增強我們閱讀身體的能力呢？前面談過傳統醫學跟道家經典屬於正向醫學、正向心理學，認定一個人可以從病人變成正常的平人，還可以再往上走，變成賢、聖、至、真人。可是在培養習慣的過程當中，要怎麼知道自己是往上走了，還是往後退步了呢？

接下來五、六兩個章節會透過眼睛的觀察還有切脈的學習，讓大家在每天早上醒來照鏡子的時候、給自己切脈的時候，就能夠知道今天的自己狀況如何。第一章總論有提到：我們可以透過望氣色來診斷自己的習慣實踐得怎麼樣。從鏡子裡，我們會看到被習慣堆疊的一個怎麼樣的自己。

傳統醫學中診脈、望氣色的基本知識

傳統醫學告訴我們一些判斷身體狀況的方法，「望以目察」，透過眼睛看，可以初步了解對方或者自己的身體；「聞以耳占」，透過聲音，大概知道這個人的狀況；「問以言審」，當然可能還需要進一步追問，才能夠辨證，判斷是屬於哪一種證型；「切以指參」，最後再透過切診、脈診，更進一步地確認身體的狀況。望、聞、問、切，一個醫者如果掌握了這四種診病的方式，就能瞭解一個人的身體狀況。

但是在這門課程裡面，我們不是要診斷疾病，不是要取代中醫師可以為我們做的工作，而是希望在每天起床還躺在床上的時候切脈；在照鏡子的時候，可以瞭解當下的氣色反映的是怎樣的身體狀態。醫者倘能做到：「能合色脈，可以萬全」，把看到的氣色、所診的脈象做一個參合，就可以判斷出準確的病證，治療得「萬舉萬當」。而我們普通百姓透過望氣色跟切脈，則可以大抵瞭解自己的生活習慣落實得怎麼樣，身體有沒有不小心退步了呢？有沒有需要檢討改進的地方？

通常只要透過氣色還有脈象，就能檢視自己的身體狀況，知道最近生活中是否有需要調整的地方。假設有一個身體狀況是剛剛出現的，《四診心法》說：「新病脈奪，其色不奪」，一個疾病在剛開始的時候，其實很容易能從脈象得知這個人身體出狀況了。

記得我在念碩士班的時候，當時我母親覺得脈診是門很難普及的學問。我說：「不，切脈相對簡單。一個完全沒有學過的人，大概經過兩週的訓練，就可以掌握大概了。」母親不信，她覺得我可能天生手指比一般人敏銳，相對容易掌握這個技術，一般人要學會恐怕很難。我聽了很不服氣，可能我的志向是從事教育工作吧，就想證明每個人都可以學會。於是我就請母親邀她幾個朋友到家裡來，我來教他們把脈。在這個教學的過程當中，有一位我母親的好姊妹，我一把她的脈就問她：「您痔瘡嗎？」她表情顯然不太開心，而且覺得莫名其妙：「沒有啊，我很好。」結果就在她回家之後的隔天，她的肛門開始出血了。她打電話給我母親說：「璧名還真是烏鴉嘴，那天她這麼一說，現在我還真的就痔瘡了。」

其實這不是一個預言，正如前面說的「新病脈奪，其色不奪」，疾病初期，在症狀或者臉上的氣色還不明顯的時候，從切脈的結果就能預估身體可能的走向了。在我母親的朋友還沒有症狀發生的時候，就已經可以從她的脈中打出大腸經有火氣，而那個火氣嚴重的程度，應該離痔瘡不遠了。我說這個故事就是要說明「新病脈奪」，疾病剛剛開始的時候，你的氣色還沒受到影響，但切脈已經可以得其先機。

「久病色奪，其脈不奪」，如果一個疾病在身上持續久了以後會怎麼樣？那就會影響氣色了。但因為患者病久了，初病時脈象改變之後就繼續在那，病癒之前就維持一般，沒有再進一步的改變。

「新病易已，色脈不奪」，一個剛開始的疾病，你的氣色和脈象都還沒有改變，那表示病得很輕。假設你覺得嘴巴好像有點乾，感覺有點上火，這時可能喝點水就可以退火了，因為這火氣實在太微弱了。

可是「久病難治，色脈俱奪」，一旦病久了，那體內的正氣可能越來越衰弱，病邪之氣可能越來越囂張，所以這時候氣色可能不止差，而是越來越差；而且脈象還會繼續退步，越來越衰弱，越來越虛空，這都是可能的。

在進入望氣色的實際考察之前，先要瞭解看到什麼樣的氣色，代表著體內有什麼樣的狀況；看到什麼顏色，表徵哪一個臟腑可能出了問題。

「天有五氣，食人入鼻，藏於五臟，上華面頤。」在這裡《四診心法》只談到疾病的三大原因的其中之一——外因。疾病的由來在傳統醫學的看法裡面有三個主要的項目，第一個就是外因，外在世界的風、暑、濕、燥、寒等，我們知道天氣的變化當然是會影響身體的，影響了身體就會導致臉色的不同。可是疾病的原因不止外因，還有所謂的「內因」。如果外在的空氣、外在的天氣都非常美好，但你偏偏是一個怒（很容易生氣）、喜（很容易嗨翻、興奮過頭）、憂（思想太多、容易憂愁）、悲（很容易悲傷）、恐（容易害怕）、驚（非常地膽小，很容易心動顫慄），其中幾種情緒很容易出現的人，那就可能會因為有這些情緒而有相對應臟腑的疾病，也會在氣色上有相應的顏色。當然另外還有所謂的「不內外因」，受到三餐吃飯有沒有正常、睡得飽不飽、是否過勞這類的影響。所以《四診心法》這邊並不是告訴我們所有的氣色不好都是外因導致的，它只是舉了其中一個例子。

現在要來看什麼顏色表徵了哪一個臟腑出問題。所謂「肝青心赤」，當你看到一個人的臉色怎麼青青的，這表示他的肝臟可能出問題了。或者為什麼這個人的臉有一種不正常的紅潤，後面還會說是臉的哪個部位特別紅，那表示他的心臟或許有一些問題。「脾臟色黃」，這個人整張臉看起來特別地黃，表示脾臟可能出了問題，同時胃腸應該也不會太好，是臟腑之間的表裡關係，容易互相影響。「肺白腎黑」，要是整個臉色非常蒼白的話，這個人呼吸系統、肺臟肯定有問題。或者這個人的臉特別黑，那就是腎臟出問題。如果有機會到洗腎診所，或到醫院專門看腎臟問題的專科去，看到那些腎臟出問題、甚至洗腎的病人在等候看診，整排望過去，一定會發現他們的臉真的特灰、特黑。這就是五臟出問題時一些容易呈顯在臉上的顏色。以下表格是一個簡單的整理，在後面課程的本草單元中會有更詳細的介紹。

肺	肝	腎	心	脾
悲	怒	恐	喜	思
白	青	黑	紅	黃

各位聽到這可能覺得：我看大家黃種人臉色都差不多。那是因為你沒有留意。我在學校的望診課程裡面，一個班級上課人數有七八十個人，就非常合適做望氣色的練習。上課時我通常

會按顏色分組，比方這人看起來氣色特好，這人看起來氣色特差，將大家按照顏色相似的程度像色票那樣一字排開，這時候再來看，對於不同氣色的差別一目瞭然，這是我們接下來彩蛋單元會講的部分，現在先就概念上簡單帶給大家一些初步的認識。

剛剛講到肝，看見臉上呈現青色大概就知道肝臟可能有問題。傳統醫學對於肝臟、肝病的一些詮釋，除了在氣色上可能呈現青色以外，肝臟有問題的人在情緒上可能會特別容易憤怒，當然這種憤怒有一種是外顯型的憤怒，有一種是壓抑型的憤怒。筋，常常會覺得不太順、有點僵硬。從解剖學的角度來看，肌筋膜肯定是特不放鬆的。然後因為足厥陰肝經或足少陽膽經恰好就是經過肋骨旁、兩脅的部位。所以當肝氣不順的時候，會有一種肋骨兩側偶爾抽痛一下，或者好像有什麼氣在動的感覺。我曾經在課堂上問班上同學：「有非常生氣的經驗的，舉手。」好多人誠實地舉手了。我問他們在很憤怒的過程中，有沒有過兩脅有抽痛的感受？舉手的三分之一同學有這個經驗。

在肝臟的疾病方面，我特別想提一個連帶可能遇到的問題，但我過去在讀醫書的時候不是很瞭解。醫書常會描述一種「肝血虛」的症狀。什麼叫「肝血虛」？多半是蛋白質的攝取太少了，所以氣血是不太足夠的。醫書裡說會出現症狀如：「目視𥇣𥇣」、「如將補驚」，這是什麼意思？就是眼睛好像花花的，看得不那麼清楚，而且人的眼神就是心神的表徵，眼睛覺得花花的，心裡可能就覺得慌慌的，慌慌是什麼感覺？感覺好像有人要來抓你。

以前每次讀醫書讀到這就覺得很困惑，到底是什麼樣的病會有這種感覺？想不到有一次，我遇到一個整天只在注意自己的腰圍，不太注意營養充不充足，只想用食物來控制身材，也不想好好鍛鍊的朋友。他跟我描述：「奇怪，我最近怎麼了，真的吃太少了嗎？」我問他有什麼症狀，他說：「我覺得我的視力好像減退了，看東西好像不是那麼清楚。更奇怪的是我有一種很奇怪的情緒，是以前沒有的。」我叫他描述給我聽，他說：「我常會覺得慌慌的。」我說：「為什麼要慌？」他說：「我感覺好像有人要來捉我。」那一剎那我愣了一下，之後我笑了。原來傳統醫學所記載的症狀，可能是古代的大數據統計的結果。我的朋友完全沒有傳統醫學經典的閱讀經驗，但是他所表述的症狀，卻與傳統醫學裡面講「肝血虛」的症狀若合符節。

所以五臟的問題，是不是可能也跟我們的感官，我們的舌頭、我們的眼睛等等有什麼相應的關聯？在這邊簡單的介紹一下，這可能有助於我們學習了望氣色之後，開始從自己或者身邊的人進行觀察。多儲備一些基本知識，在練習的時候可能收穫更多。

接著看到「心赤善喜，舌紅口乾」，當臉色好像太紅了一點，但又不是喝酒，而且舌頭還特別紅，然後有一種嘴巴乾乾的感覺，這很有可能就是心臟相關的疾病了。當然望氣色所得也不只是反應臟腑的問題，它連帶可能影響情緒，比方「健忘驚悸，怔忡不安」，變得健忘、變得容易不安、會變得有點心情不好、悽悽然，這些都跟心臟的狀況有關。

再來是脾臟，「脾黃善憂」，一個人的脾臟出了問題，臉色變得黃黃的，情緒上傳統醫學說「憂思傷脾」，所以你特別會憂愁，想的就是比一般人多，想太多，鑽牛角尖。當然，接下來這些症狀，我們可能日常生活發生了，我們的常識也知道是胃腸出問題了，或脾臟不健康了。所謂的「腹滿」，肚子脹脹的，「腸鳴」，腸子咕嚕咕嚕叫，「下痢」，你拉肚子了，或者「脹滿便閉」，你排泄不良，這不都是胃腸出狀況容易有的症狀嗎？所以你會發現在傳統醫家的論述裡面，這些症狀跟它的氣色一起變成日常生活的常識。一旦具備這常識，你一照鏡子發現自己臉怎麼比昨天黃，你就要注意，吃東西要小心了。

接著看「肺白善悲」，要是整個臉特別蒼白，一旦出現這樣的氣色，可能就是肺臟出問題了。當然有很大的機率會伴隨著呼吸系統出問題時會有的症狀。比方「咳唾噴嚏」，或者像是「喘呼氣促」，不知道你感冒的時候是否有這樣的經驗，比平常喘一點、呼吸急促了一點。因為「虛則氣短」，上呼吸道因為肺經有邪氣客流，所謂的「風寒客留」，所以正氣就比較虛弱了，呼吸速度就會快了一點。

除此之外還有一種可能是「腎黑善恐」，臉色怎麼灰灰黑黑的。同時也會伴隨著腳踝、臉頰或者身體其他部分有水腫的現象；小便的時候也比平常不順利，排尿好像不是排得很乾淨，這些可能是會連帶出現的。這時候可能就是腎和膀胱出了點問題，傳統醫學講的腎臟跟膀胱是相表裡的，也就是說會互相影響。一旦出問題，可能這樣的氣色、這些症狀就會伴隨而來。

以上講的這些臟腑跟氣色的相應關聯，但是實際上還會想知道是臉上哪裡紅、是哪裡白？這當然會因人而異，不過還是有一些規律可循，《四診心法》裡「五色合五官，主病虛實之診法」中提到，心臟出了問題，舌頭的顏色會特別容易變紅；肺出了問題，在覺得喘的同時，會發現同時主司上呼吸道的鼻子顏色變得白了一些；如果是肝臟出問題，那你注意內側眼角再進來一點的地方，所謂的「目內眥」，這個位置的顏色是不是青了一點了呢？如果脾臟病了，會發現嘴唇變黃。你可能會說嘴唇不就紅嗎，頂多紅一點、不紅一點。但實際上，如果脾臟的問題嚴重一點的時候，嘴唇真的可能摻和一點黃色（詳本章後彩蛋圖文）。最後一個部位是腎臟，而如果一個人耳朵變黑了，就是腎臟出問題的警示。

除了上面說的幾個部位之外，我們的臉部其實有五個區塊，各自訴說一個臟腑的問題。我覺得在學習望氣色的練習過程當中，一開始從這裡入手是最容易的。你會發現，真的耶！原來之前家人或者某某臉上某個部位總是特別紅，果然真的有一些狀況。學習之後就知道它象徵哪裡了。

比方說「左頰部肝」，左邊的臉頰，其實透露了肝臟的訊息。所以假使你的左臉頰長了痘子，痘痘最大的可能原因是火氣。那為什麼它不長在右臉頰、不長在額頭、不長在下巴，偏要長在左臉頰，你就知道它反映了肝臟的消息，是肝臟上火了。

相對地，「右頰部肺」，這痘子如果長在右臉頰，你就要知道是上呼吸道的火氣造成的了。

「額心」，額頭就透露了心臟的訊息。我之前在臺大開「醫家經典選讀課」就發現，怎麼這麼多同學的額頭有故事，好多人的痘子或者不正常的顏色就出現在額頭。這表示他們的心情常常不好，可能是課業壓力太重了，可能一天連續上了十堂課，可能加退選不順利，可能有非常多的煩惱。當然也許有的人是吃了太多上火的東西，那另當別論。總之反映在額頭上，大多跟你的心情、跟你的心臟有關，因為心情影響最密切的就是心臟。

「頬腎」，下巴透露的是腎臟的消息。待會在後面彩蛋的實際例子當中會有一些照片，從這些「模特」的表述當中我們可以知道，可能晚上活動比較多、夜間過勞的，就容易影響到腎臟，你會看到下巴有故事，就會出現跟一般人不同的氣色。

最後一個部分是「鼻脾部位」，鼻子透露了脾臟的訊息。多年前一個Christmas，我正好在臺大上課，那時有幾個學生特別可愛，她們想要帶給老師一個難忘的聖誕節。五個女孩在下課時一起走到臺前，她們穿著好漂亮的大衣，而且是那種傘狀的大衣。我問：「妳們要幹什麼呢？」她們一起站好以後，１２３忽然間全部張開雙手，然後說：「Merry Christmas！」大衣

會容易導致虛損勞疾。我常用這個譬喻：如果用水壺燒開水，但是水壺裡面裝的水不夠，火又開得很大，結果就是水會越燒越少，最後只剩下空的水壺在乾燒。在這個譬喻裡面，水壺代表我們的身體，水代表身體內的血分。而所謂的「陰虛火旺」就是這樣來的，供應不足、又不斷耗損，就會出現兩邊顴骨過紅的症狀。

以上就是我覺得要學會望氣色的過程中，需要具備的一些傳統醫學相關的基本知識。接下來章節後彩蛋單元，我們要透過很多具體的例子，實際的臉頰照片搭配進一步的訪問，來閱讀、認識各種不同的氣色，並且瞭解背後究竟代表著、反映著怎麼樣的日常生活。

溫水煮青蛙——壞習慣累積出的「死相」

在「望氣色」這個章節的最後，我們要談什麼是死相。當你看到這樣氣色的人，你會知道他可能已經接近死亡。我的學生學習望氣色練習之前，照鏡子的時候都以為自己挺好。可是他們一旦學習了這個課程之後會跟我說：「老師，太明顯了！雖然第一次教望氣色練習的時候，我的臉色頗差。但我才照你的叮嚀實踐了兩個月，你看我的臉色已經從全班的後段跑到全班的前段了。」各位，假使我們不去在意氣色，假使我們沒有辨別的能力，可能會從原本嬰兒的容顏慢慢地走向死亡而不自知。

就好比《老子》說的：「堅強者死之徒，柔弱者生之徒。」如果可以讓全身非常鬆柔、輕靈、很接近嬰兒，這時候是往生命春天的方向走的。但當我們越來越糾結、越來越僵硬，就是越來越靠近死亡。甚至有人會覺得：只有頭頸僵硬何其正常，至少脊椎、背並不太僵——這就是溫水煮青蛙。如果你沒有望氣色的能力，你沒有想養成讓心靈、身體每天都更放鬆的習慣，那麼接下來這些敘述恐怕會出現在你的身邊，而你還渾然不知。

我們就來說說，到底什麼是「死相」。《四診心法》說：「黑庭赤顴」，當額頭、天庭出現黑色，顴骨上的氣色是紅色，不只這樣，而且「出如拇指」，這等顏色已經成條、成塊地聚在那，好像散不掉，就算「病雖小愈」，之前的病似乎已經好些了，「亦必卒死」，這個人忽然猝死的機率還是非常高的。

還有，當嘴唇、臉、五官「唇面黑青，五官黑起」，眼圈越來越黑、鼻子越來越黑、嘴唇越來越黑、耳朵越來越黑；或者你的臉有一種蒼白，像「擦殘汗粉」，像你上了粉可是流了汗，那粉的顏色好像殘妝一般，這些都是很接近死亡的氣色。就算現在看似沒生大病，哪天忽然掛了也不足為奇。

我們剛說的是透過氣色看到死亡。接著透過眼睛和眼睛周邊來辨別這個人是陰病、陽病、血病、氣病還是已經離死亡很近了。所謂「閉目陰病」，如果生病的過程中，眼睛一直很想閉起來，這表示你的血分、精液可能出了問題，這是所謂的「陰病」。相對地，「開目病陽」，可是如果生病的時候變得超清醒、很難入睡，那就是陽病了，有些流感也會讓你晚上睡不著的。「朦朧熱盛，時瞑齜常」，整個人覺得朦朦朧朧的，好像整個頭被籠罩著什麼，不想張開眼睛，這是因為熱盛也會傷神。或者同樣是不想打開眼睛、想閉著，也可能是流鼻血常會伴隨著的症狀。「陽絕戴眼」，什麼是「戴眼」，眼睛往上翻了叫戴眼，這代表陽氣實在已經快要沒有了。「陰脫目盲」又是什麼呢？陰血已經不足到讓眼睛快要看不到東西了。我們知道，眼睛和肝臟是表裡相關、非常密切的存在，所以「陰脫」——肝血不足，就會導致眼睛看不到東西。如果眼眶忽然間凹陷，那是什麼狀況呢？「氣脫眶陷」，就是陽氣虛脫了，正氣衰少了。最後要說的是「睛定神亡」，眼球好像定在那無法轉動了。眼睛是心神的表徵，當心神快要離開形軀了，眼睛就定在那、無法再轉動了。

在望氣色練習的尾聲，為什麼刻意要安排死相，或者說透過眼睛等來觀察死亡接近的蛛絲馬跡？我希望，有沒有可能因為這一堂課，各位每一天照鏡子看到自己氣色的時候，馬上能解讀出一些身體的狀況，馬上反省生活中究竟是不是出了什麼問題？有沒有什麼必須要馬上改掉的壞習慣？或者面對所愛、看見親戚朋友的時候能多一點關懷、多一點提醒，就不會遇到：「怎麼昨天還活得好好，為什麼今天就死了？」這種情況。如果生活中的每一天，我們的好習慣都在養成，我們都有能力觀照反省自己，就不會某天突然懷疑：「我到底做錯了什麼，竟然得這個病。」因為每天都在自己的觀照之中。

醫道習慣，我們一起培養這種望氣色的能力。

體驗古典

望氣色舉隅

接著要談的是望氣色舉隅，比較遺憾的是在書本中只能用照片來輔助講解。其實，望氣色，如果那個被觀察的人活生生站在我們眼前，看起來就會非常清楚。而且現今的相機可能過度完美了一點，像是濾鏡、人像模式之類的，常常會修正臉上的顏色，因此照片跟實際上的氣色會有一定程度的偏差。在製作課程時，我們透過目視實際觀察一個人的鼻子特白、下巴特黑，可是透過拍攝的照片來看可能就沒那麼清楚。

在實體課堂上，這一堂課程是這麼進行的，在課堂上我們會將班上的同學分成幾個組別，然後選定一個「望氣色」的主題，例如等一下會先從「左頰部肝」這個類別開始。然後請每一組的同學推選自己那一組左頰有故事的人，因爲先前望氣色基礎常識的講解，同學們都有一些概念了，知道要選擇左臉頰顯得特別黃、特別熱、特別青、黑、白、有痘痘等等，這一些看起來不太一般的人，把他推到前面來。然後被推舉到前面來的同學一字排開，像光譜圖一樣依照左臉頰的氣色狀態來進行排列。這樣一來一眼望過去，很容易就能夠理解不同氣色

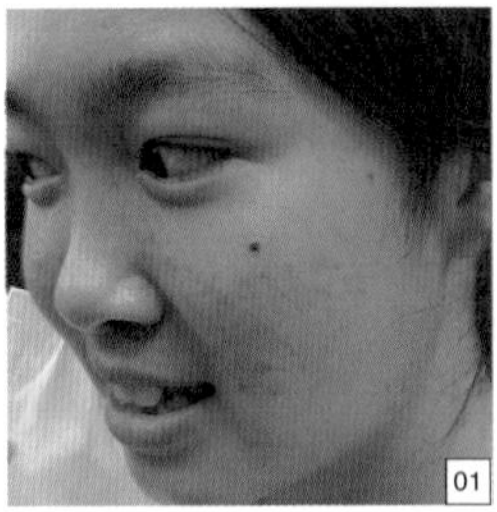

01

的差異。

另外必須補充說明一點，以下我們看到的實例都是出自我在臺大開設的「醫家經典選讀」的課程，以及「醫道習慣」相關課程的學生。課程中徵求同學同意，最後把他們的照片放在這供大家學習參考。

01．我們看一下第一號照片上這位女孩，她的左臉頰是很典型「有肝火」的類型，有很多的痘痘。接著透過進一步的問答，來了解一下爲什麼會有這樣子的氣色。

這是課堂上我跟她之間的問答：「妳有熬夜嗎？」「有啊。」她的左臉頰看得出來是有肝火的。所以她的左頰會有故事，第一個理由就是熬夜。前面說過，晚上是一個人肝血回營的時刻，這個營就是傳統醫學裡面說到的「氣」，也就是我們的正氣。正氣其實可分屬不同種類，我們把護衛在體表的正氣稱爲衛氣，衛就是保衛的意思；環繞在

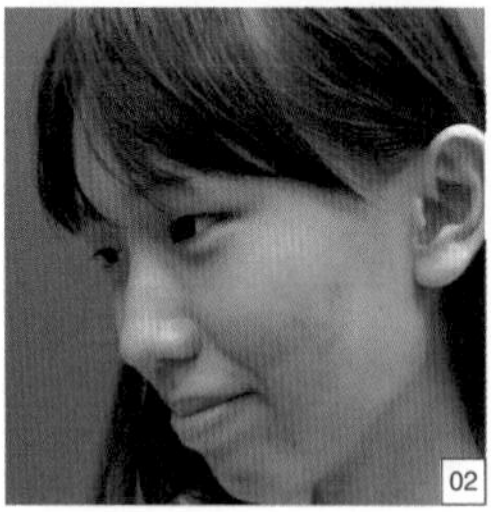

臟腑周遭的稱爲營氣，營養的營，也可以稱它爲榮氣。之前談過肝血回營的營說的就是營氣。夜晚是很重要的造血時刻，如果晚上熬夜，那麼肝血就沒法回營了，就會像前面說的，血不夠——鍋子裡面的水分很少還繼續燒，那就是空鍋乾燒了。不斷地在消耗身體的能量。

我繼續問她：「那妳是個脾氣暴躁的人嗎？」她說：「很暴。」再看還有沒有第三個理由，「很暴躁，又熬夜，那妳會壓抑自己嗎？」我問她。她說：「會啊。」在傳統醫學裡肝臟相配應的五行是樹木，樹木喜歡什麼樣呢？「木喜條達」，樹木喜歡它的枝、它的葉都能舒展開來，可是你偏偏壓抑它而影響喜條達的肝臟。所以照片上這位同學很暴躁、又壓抑自己、又熬夜，這三個生活習慣使她的左臉頰變成一個有故事的人。

02．我們看下一張照片，我之前在這個女孩大學一年級的時候教過她詩歌，很熟悉她那時候的氣色，她之前眞的白裡透紅很多，她變

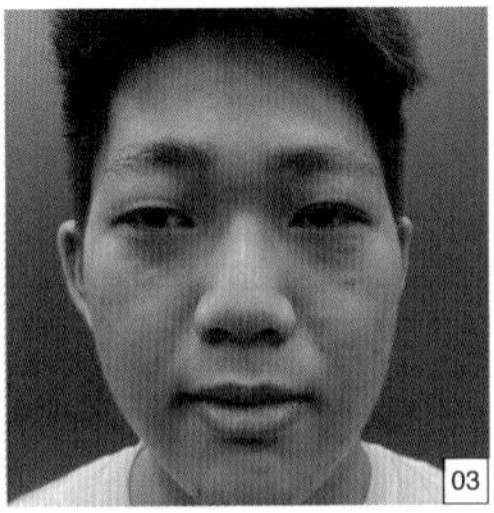

成現在這樣，我猜她生活過得有點累吧。我於是就問了：「妳有熬夜嗎？」她說：「有，但是最近比過去早多了，晚上一點前就會睡了」，表示之前更晚。問完熬夜接著問心情：「妳的心裡有打結嗎？」她說：「比較像躁動，心浮氣躁。」接著問她飲食：「妳吃的澱粉夠嗎？」她說：「現在有在努力要多吃一點，本來是連半碗都不到，現在勉強自己至少要吃到半碗。」我接著問她：「蛋白質呢？」她說：「不夠多。」總結起來我覺得她太瘦了，從臉色看起來，她的氣色有點青黃，這表示她的營養是不夠的，才會黃；有點青，表示肝血也是不夠的。晚睡和糾結導致她的左臉頰用痘子來訴說故事。

接下來來閱讀額頭這個區塊有什麼故事。首先介紹的這幾張照片，算是血分比較足的。我覺得血分足不足這個不用我教，大家肯定都會看，就是這個人是不是比較紅潤一點，還是蒼白、蒼黃一點？

■ 03．來看看第三號照片的這位同學，他的額頭爲什麼會有這些故事，■

有這些多餘的痘子？我們經過問診，他的答案是因爲有煩心的事。他最近爲了修課加簽很煩。

心平，氣才能和。心動了、煩亂了，會因爲個人先天體質與當下體況的不同，影響到體內不同的經絡、臟腑、部位。這就好像一樣吃了油炸、麻辣，有人牙齦腫了、有人喉嚨痛了，有人牙齦、喉嚨都沒事但卻痔瘡發作一樣——當人體內有了火氣，勢必得找一個上火、發炎的出口，而當下屬於你個人的出口會在哪裡，就關乎個人體質、體況了。你的發作所在如果在手少陰心經、手厥陰心包經，就會反應在額頭；如果在足少陽膽經、足厥陰肝經，就會呈現在左頰，依此類推。

我們今天學習醫道習慣的課程，透過心情的習慣、身體的習慣、飲食的習慣、用情的習慣、睡覺的習慣，讓自己透過各方面全幅地改善，就不會那麼容易因爲外在事務而煩心了。

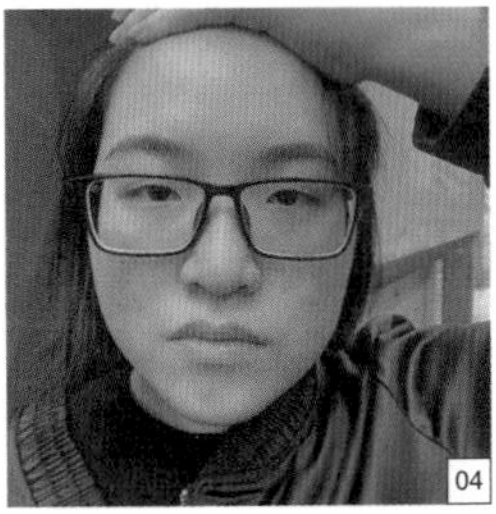

04

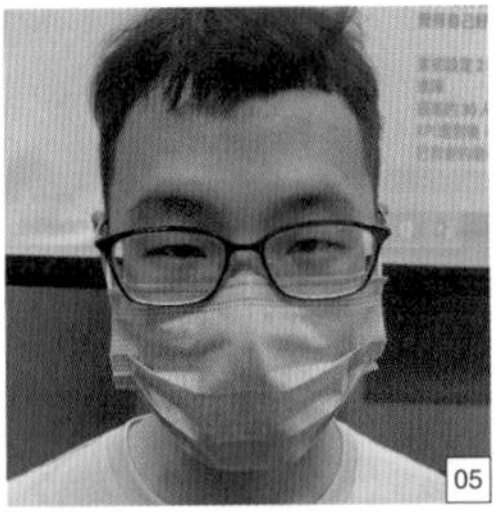

05

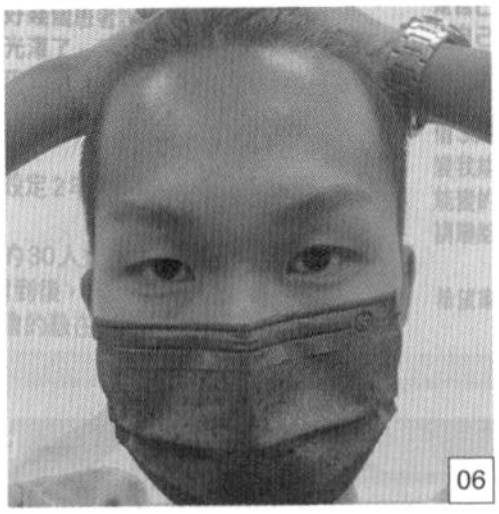

06

04．下一位同學，爲什麼額頭也有一些痘子呢？她說她煩。我問她爲什麼煩，她說因爲跟朋友吵架。

05．接著來看第五號照片的這位同學，他是屬於血分比較不足的，當然透過相機拍照有點美化，但實際看本人你會發現他絕對不是那麼營養充足的臉色。這位同學額頭上也有少少的痘子。我就問他：「你有吃什麼導致上火的食物，還是你有什麼煩心事？」他說最近比較頻繁吃了油炸類的食物，導致他額頭上比較多的痘痘。

06．再往下看第六號相片，他痘痘的數量眞的是多了一點。我就問他：「你有煩心事還是焦慮嗎？」他說：「有，我昨天連續上了十堂課，怎麼能不煩不焦慮呢？」當然，我也問了一下他飲食的狀況，他說沒怎麼好好吃。我想建議這些沒有好好吃飯的同學、或者其他讀者，可以在前一天睡覺前先規劃一下，隔天的每餐要吃什麼、在幾點的時候用餐，這樣第二天可能會從容許多，避免太過於匆忙而耽誤飲食。

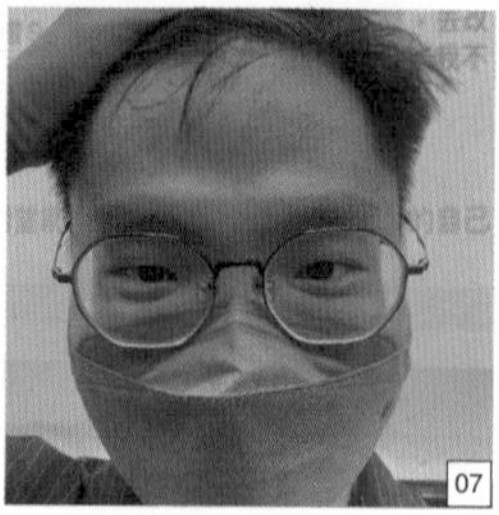

07．第七號照片的這位同學，他也是因爲昨天連續上十堂課所以心裡煩。大學生嘛，這些是他們常見會心煩的事情。但是我發現他的痘痘都集中在太陽穴的兩邊（照片上看不太出來），所以我就建議他，在練完穴道導引基本功的同時，再加練一下穴道導引裡面「棄暗頭明」這個錦囊，能夠讓整個頭部的氣血更活絡，改善痘痘的問題。

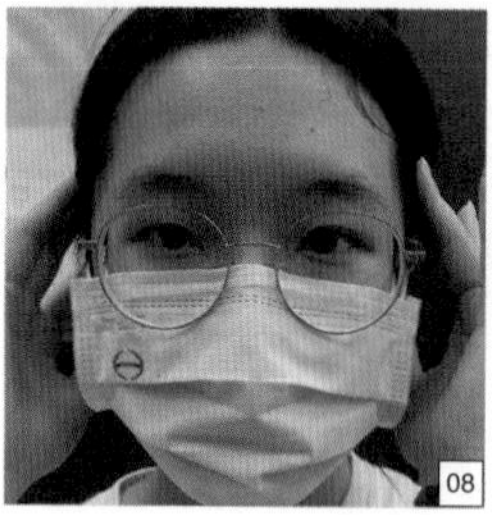

08．接下來這位同學，我把她排在八號位置是很精準的。請看一下我們的問答。我問她說：「妳有什麼煩心的事嗎？」她很乾脆地回答：「不少。」其實「不少」這兩個字就說明了一切，難怪額頭會有這些痘子了，雖然痘子剛開始孵化。

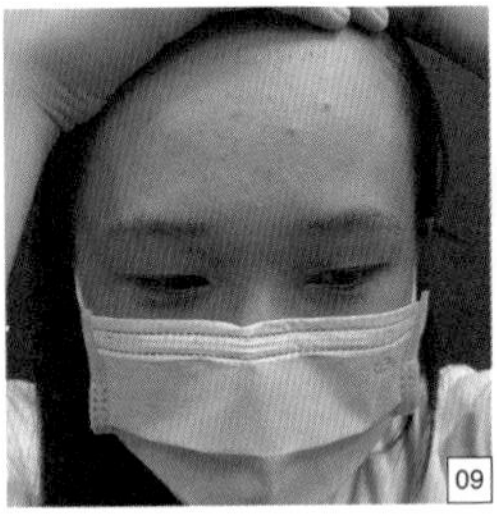

09．我們再看接下來這張，這女孩我跟她熟，知道她是細膩的天蠍座，難免事情會多想一點。我就說：「妳那麼聰明，又那麼幸運，妳是天蠍座所以會想很多，妳是否也因爲這樣有煩心的事？」她回答：「有。」所以各位眞的不要煩，當你煩的時候就要想：痘子會變多。女孩愛漂亮，就不敢恣意煩了。

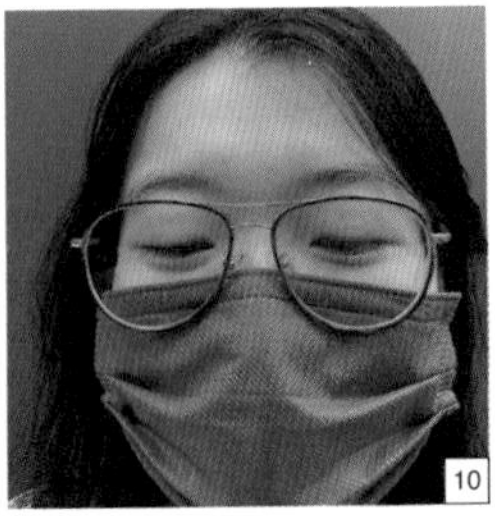

10．再看下一張，我一樣問這個同學：「妳額頭上有痘子，妳是有煩心事還是吃油炸呢？」她回答：「老師，我很久沒吃了，但我昨天吃了過多的油炸。」這故事告訴我們，爲什麼透過望氣色可以檢測你的習慣，因爲你一旦犯規了，鏡子中的氣色馬上告訴你你做了什麼事情。

調，妳去檢查了嗎？」她說：「沒有。」我說：「妳要去檢查。我問一個妳一定知道的，妳月經正常嗎？」她說：「不正常。」

其實這經由望氣色是不會看錯的。我緊接著問：「三餐有正常吃嗎？妳營養不良妳知道吧？」她說：「老師，我常常因爲天氣很熱就吃不下了。」這絕對不是我在臺灣大學遇到的第一位，也不會是最後一位。之前也遇到一位同學認識我的時候她已經是沒有MC了，內分泌嚴重失調，而且她居然是讀醫學院的學生。結果我就開始問她三餐，才知道她眞的吃得非常不在意，非常不營養，甚至有一餐沒一餐地吃得斷斷續續，但就在我提醒並規範她三餐需謹守的底線之後，好好吃飯不過兩個月，MC就正常了，內分泌失調也無需再靠藥物就恢復了。所以，養成好好吃飯的習慣眞的非常重要。

接著看的部位，仍然是表徵心臟的額頭，但是跟前面例子的差別是，接下來這幾位同學，他們的氣色是比較偏寒的。

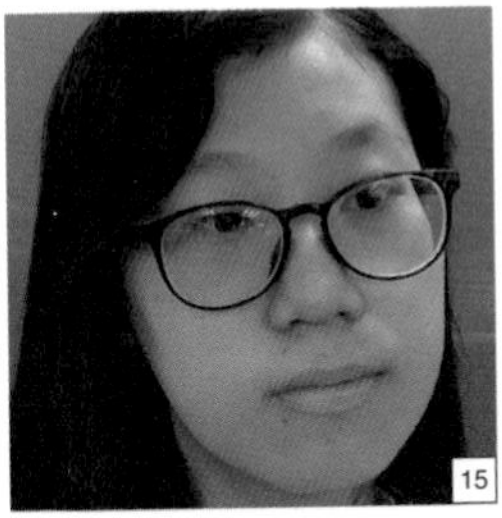

15．我們看一下這張相片，發現了沒有？這位同學一看就知道是血分不足。我們從嘴唇來看，當然現場看會更容易發現，她的唇是有點黃的，然後黃色裡又有點白。黃跟白象徵什麼？黃象徵的是胃腸，白象徵的是呼吸道。

所以我就問：「同學，妳覺得妳的胃腸正常嗎？」「蠻正常的。」「妳吃的量呢？」她說：「我覺得我食量也很正常，一般女生的量。」但是我在問問題的時候，我發現她好像很努力地想說她一切都正常。我就往下問了：「是一餐一碗飯嗎？」「沒有，少一點，大概有半碗。」其實半碗是少了，這年紀不該是青春正好的發育時期嗎？我繼續問：「妳有吃蛋白質嗎？」她描述了早餐吃三明治，中午吃什麼，晚上吃什麼。接下來，我問了一個重要的參考指標來判斷她的胃腸狀況：「妳飯後會想睡、發睏嗎？」她說：「會。」「飯後多久會覺得餓呢？」她說：「我壓力大就想吃點心。」我問她平常情緒：「妳是個表達出來的人嗎，還是在心裡悶著比較多？」她說：「心裡。」重點來了，我繼續問：「妳容易煩惱嗎？」她說：「還好。」

「妳會緊張嗎？」「會。」

問完這些問題之後我告訴她：「飯後想睡就是胃腸不好的象徵。胃腸機能好的人，吃完飯不會馬上想睡。再加上妳平常的情緒是不太容易表述出來的。」我們之前有說過肝臟屬木，「肝喜條達」。我告訴她：「日常生活中，最好不要什麼都憋在心裡，找些朋友，那些妳願意傾訴的朋友。」她說她有這樣的朋友，但是即便面對這樣的朋友，她說話仍然是有顧慮的。我就告訴她一個更簡單的方法，如果養一隻狗或者其他寵物，對狗說話就沒有顧慮啦，妳有什麼想法都可以說出來。可她回答我：「沒有狗狗。」這個例子讓我們認識到怎麼樣讓自己擁有好心情，一旦不能有好心情，不能有好情緒，那麼可能就會反映在氣色上，也就因此而病了。

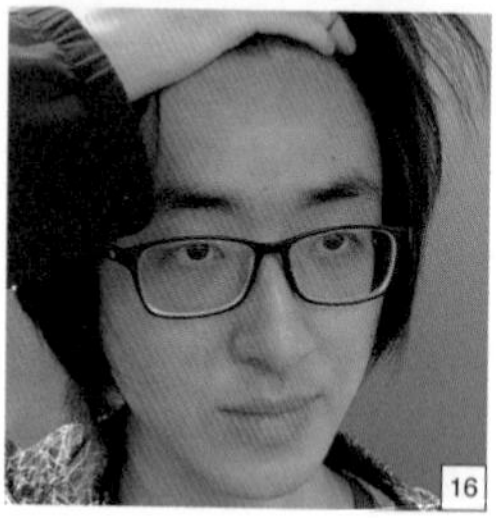

16．接下來這一張相片，先不要被他的臉頰跟下巴迷惑。其實他的額頭反而是看顏色最清楚的地方。通常我們從額頭可以看到心臟的狀況。如果不看照片是看現場的人，超明顯，這位同學的額頭除了黃還有一點青、一點黑。而這位同學的額頭看出青色跟黑色，前面說過青色象徵肝臟；黑色象徵腎臟，代表他的心臟被肝臟跟腎臟的情況影響。肝、腎跟心很有關聯。肝與腎同時攸關血分，歷代諸多益血方劑中往往肝腎同補，而在傳統的修鍊和醫學又不斷提到「心腎之交」。所以這位同學除留意飲食外，就會比任何人更需要多做一點穴道導引的「任督呼吸操」，去改善心臟和腎臟的關聯。

有這些問題有兩個可能，一個就是他血分的補充是比較不充足的，所以我就問：「你一餐的魚、肉等蛋白質，有吃到一個手掌那麼大的份量嗎？」他回答：「我不吃肉。」可是不吃肉不是蛋白質不夠、血分不足的藉口。「你吃素可以吃毛豆等等不是嗎？吃素的人更要注意蛋白質的補充。」第一個可能有了：蛋白質補充不足。

第二個可能，我問他：「你熬夜了嗎？」他說最近比較常熬夜，因爲下個禮拜有考試，我說：「你可以早睡早起，七點半起來啊。」他說常常一不留神就拖到很晚才準備休息，也不是刻意的。我想很多人看到這邊很可能有似曾相識的感覺。其實有個小祕訣，就是強迫自己要早起，因爲一旦早起，晚上比較早就開始覺得累了，就容易提早就寢，慢慢地就會養成早睡早起的習慣。

我再問他第三個問題：「平常遇到不順心的時候，你會說出來嗎？」他說：「不會。」「這樣會影響肝臟，像這樣性格的人，容易遇到什麼狀況都不往外發作，不會殃及任何人，但卻殃及自己的身心。」

我們說透過習慣的培養，一個人的個性是可以改變的。這學生聽了以後說：「可是我是一個事情過去，就忘掉的人。」我說：「那還好，你的念頭是不是不會停留很久？」他說：「對。」

我很希望剛剛問他的一些問題，他能一塊改善：除了從根本上補充足夠的蛋白質和改善晚睡，然後遇到不順心的事不要習慣屯積、抑鬱在心裡，能夠藉運動宣洩或者向知交傾吐。我又問他：「你鍛鍊嗎？」他說比較少，我希望他能夠做一些鍛鍊，透過發汗讓全身的氣血通透，才能夠讓不好的氣色趕快消除，像是練習我在課堂上也教過的虛實步，我說：「老師教你們，你們要練。」

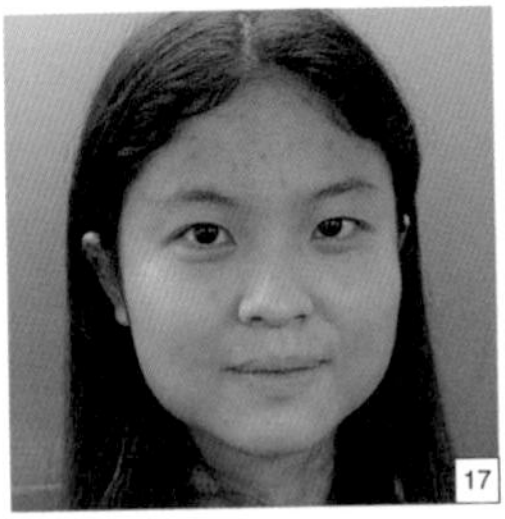
17

17．接下來這一張照片與最前面第一張照片上的臉蛋相比，發現她的臉色比第一位同學多了淡淡的黃色、淡淡的青色、還有一些淡淡的黑色。我對她說：「這位同學，如果妳很健康的話，肯定是個超級大美女。可是妳蛋白質的攝取是不是比較不夠？」她回答：「我不確定夠不夠的標準是什麼？」我就說：「像你們正在發育的年齡，每一餐肉類或其他蛋白質加起來的量至少都有一個手掌那麼大。」她說：「有。」只是她說她特別愛買那種冷凍、價格不高的雞胸肉，一份一二〇克一次買很多冰在冷凍庫，午餐、晚餐就簡單買一些別的食物回來搭配。我聽了以後有點擔心，冷凍食物的品質如果不如生鮮，營養價值相對地也會受到影響。

我接著問：「妳幾點睡？」她說：「我睡眠比較不固定。」「所以妳是不是睡得比一般人不正常或者睡比較少？」「對。」於是我再問：「妳是心裡會有煩惱的人嗎？」她說：「我是想很多的人。」「妳想很多，如果想那麼多會導致長很多痘痘，妳會盡量不要想嗎？」答案很特別，她說：「不會，這就是我的人格特質。」

其實在習慣學裡面，不認爲有什麼固定無法改變的人格特質，因爲「天生人成」，我們可以透過習慣的養成來改變個性。可是這位同學說，她如果不想的話，心裡反而會超鬱悶的，這是一種「壓抑」的不想，不是一種「通透」的不想。她說她會發洩情緒。我這時候就想，她讀《莊子》多好。我問她：「妳讀過《莊子》嗎？」她說：「我跟莊子沒多熟。」我問：「妳願意跟他交往看看嗎？」她說：「可以，沒有問題。」我就介紹她：「在網路上有免費可以看的臺大OCW或Coursera線上課程。」我期待她變得很開朗、很美的樣子，開朗和美當然有關聯。

我們知道疾病三大成因：外因，外在世界的風、暑、濕、燥、寒；內因，包括怒、喜、憂、思、悲、恐、驚；不內外因，包括飲食、睡眠和勞倦。所以我接著問了：「妳有鍛鍊嗎？」她說她剛學穴道導引，一個禮拜可能只練個一兩次基本功，但是平常偶爾還會跑步或假日騎腳踏車。倘能更在意好好吃飯、好好睡覺、好好鍛鍊，越加善待一己的心、身、情、食、寢，各項皆以提升昨日的百分之一自期，二週之內相信這位同學將會在鏡中看到氣色不同的自己。

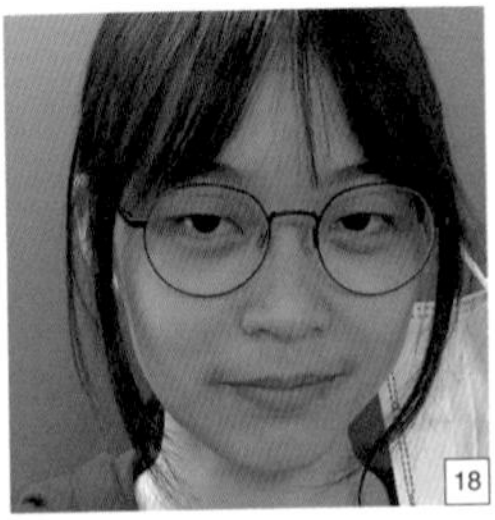

18．接下來這個同學的氣色很明顯，有點黃，然後有點黑，但是青色是最明顯的，這是肝血虛的問題。

我就問她：「妳吃蛋白質的量夠嗎？」她說：「這禮拜不管是澱粉、蛋白質還是維生素，每一樣都吃很少。因爲比較忙，然後心情不好，所有東西都吃不下。」我問她：「是不是少到連兩餐都沒有？」她說：「有兩餐，但量非常少。」「一餐有吃到半碗的量嗎？」她說：「更少。」我教她幾個解決辦法，首先找更好吃的食物，或找愛吃的朋友一起吃飯，想盡辦法讓自己吃好一點。

我接著問她睡眠的問題：「妳晚上睡得夠嗎？」她說：「這個禮拜睡得不是很好，大概兩點、兩點半才睡，睡到六點、六點半就醒來了。」

我想看到這各位同學一定發現了，我們把色票排在越後面的同學，通常越晚睡、睡越少、睡得越不好；吃得越不在乎，其實這眞的非常地明顯，我們的氣色眞的是被我們的生活習慣所決定的。

我接著問她一個很重要的問題：「妳每週開懷大笑的機會多嗎？」她說：「老師，其實我以前是會笑的，但這禮拜眞的很少。」我就問她：「妳遇到什麼樣的人會開懷大笑？」她說：「可能是好笑的同學。」「有這樣的朋友嗎？妳要多跟他聯繫，然後跟他說來來來，給我講個笑話吧！」

最後問她：「妳有鍛鍊嗎？做什麼鍛鍊？」她說剛開學有做點穴道導引，但最近也沒做了。我問她：「之前基本功每天有辦法做兩輪嗎？」她說一輪。那太少了，我希望她改成一天兩輪，一次睡前，一次起床。睡前那次，可以改善她的睡眠品質。

接下來仍然是將重點放在額頭這個區塊，但是接著介紹的幾位同學，臉色是比較暖色系的，這幾位比較沒有蛋白質匱乏的問題。其實這些同學相對而言比較沒什麼負面的故事，他們比較接近可供參照的模範。

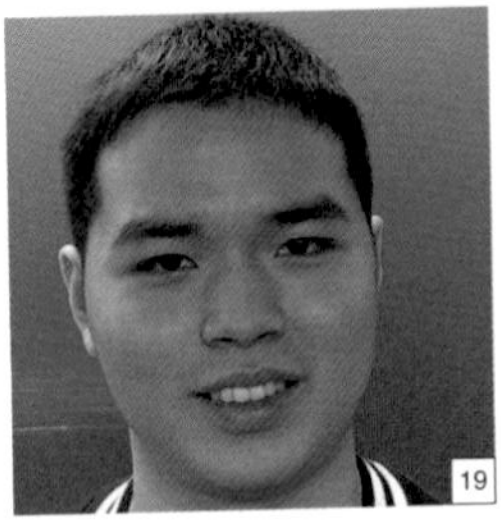
19

19．來看一下第一位模範等級的同學，遇到這樣良好模範當然更值得一問了：「你一天吃幾餐？」他說：「只吃兩餐。」我就問他：「你是不是吃得很不錯？」他說：「對。」看著臉部氣色就知道吃得不錯，我接著問：「你睡怎麼樣？」他說：「可以吧，晚上十二點多睡到大約八點，睡的時間很充足，品質也不錯。」

我接著問：「你有做鍛鍊嗎？」他說：「不能說很多，但有固定在打排球。」最後還有一個很重要的問題：「你是一個很容易開心的人嗎？」他說：「我一放空就會開心。」他就是一個比較容易開心的人。

想要氣色好，其實眞的沒有其他辦法，就是要吃得正常、吃得好，睡得好，鍛鍊好，有好寶寶的生活才有好寶寶的氣色。

我昨天看了一則朱德庸先生的漫畫，有一句話很有意思：「其實一個人從一開始吃飯到結束就可以是一趟快樂的旅程。」那我們只要好好吃飯，那一天至少就有二、三趟快樂旅程了喔。

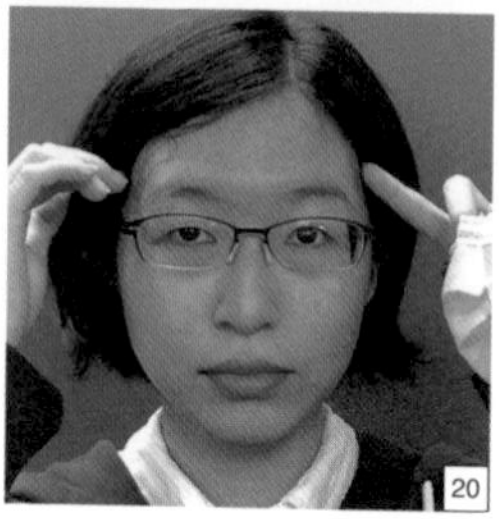

20．下面這位女同學就整張臉的氣色而言，也是相當有血色的，她可能煩惱也不多，但比起前一位同學可能多了一點點。臉上的痘子也挺少，比前一位同學多一點點而已。整體的氣色屬於比較暖的。

那她三餐吃什麼呢？從她的回答就可以聽出一些端倪：「我今天早餐

吃了豬肉餡餅，中餐吃了排骨湯、高麗菜飯，然後昨天晚餐吃了燒肉跟定食。」我就發現這位同學日子過得挺不錯的，吃得不錯。

我又問了：「妳睡得怎麼樣？」她說：「奇怪得很，期中考週睡得還比平常多，雖然有些考試內容來不及念完，但是算了！乾脆睡覺好了，睡飽一點精神好再來考試。」她大概是十二點睡、七點起。我相信在臺大學生裡期中考週能這樣的應該不多，可能多數大學生平常睡得還更少些。

而且她說一週還至少有兩天打羽毛球。好，我們又再次證明了這些氣色比較好的同學，名次排越前面的人，對於三餐、睡眠跟運動眞的是有比其他人更加重視，在生活當中相對有好好照顧自己。

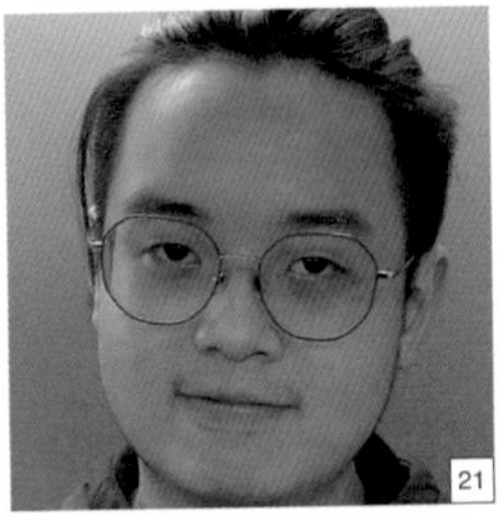

21．接著看下一張照片，可以發現這位同學和前面兩位相比，這位同學的氣色只遜色了一點點，但是他的皮膚很乾淨，神色很富足。我就

這麼問他：「你是不是只不過是沒有像剛剛那位同學吃這麼好？」他回答：「我今天什麼都沒吃，就來上課了。」因爲昨晚本來計畫通宵讀書，想說趴一下下，沒想到這一下醒來就早上六點半，只好一直讀書，一直讀書，追趕進度，都沒吃東西。中午就去警察局了，因爲腳踏車被偷，要去報案。我就問他：「所以你平常的氣色是不是比你現在從鏡子裡看到的還要好？」他說：「確實，我平常超快樂。」這位同學特別強調他平日的心情「超快樂」，我就說：「你本來可以排在氣色最好的一號嗎？」他說：「我今天確實比較黃或比較暗一點。」他覺得自己臉色的差異挺明顯的。

從剛剛的對話過程中，可以發現這位同學在講整個經過，包括去警察局，都好像把它當成一個挺開心、挺好玩的旅途，也就是這個人面對世界、面對生活，想法是比較達觀的，這樣的心情當然也會影響他的氣色。

我問他：「如果不是今天這樣的特殊情況，你平常吃什麼？」他說：

「我吃得還不錯，比如說我昨天中午吃泡菜鹽燒豬肉丼，晚上吃鮭魚炒飯，然後還有章魚燒，最後再加兩杯楊枝甘露。可是澱粉好像太多了。」最後還不忘自我批評一下。聽得出來，他是在意吃的。

我說：「那你平常睡得怎麼樣？」他回答：「不一定耶，通常是晚上十一點睡到早上六、七點，但有時候會十二點睡到六點半，可是這種狀況不多。」聽起來要是平常的他應該不會只排第三，還有更好的可能。

我再問他：「你平常做什麼鍛鍊，腳有在動嗎？」「有啊，平常走路，而且家住得遠，去捷運站、去學校，都是用走的。」

到這邊我們一樣發現了，氣色比較好的同學，當然好壞是相對的，他們對三餐飲食、睡眠、鍛鍊都比較在意，而且還能保有良好的心情。也就是比較符合醫道定義下返本全真的習慣。

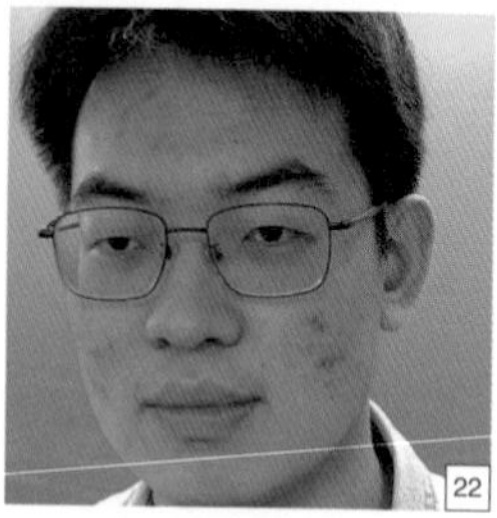

22

22．接下來這位同學，他的額頭除了有痘痘，是真的比其他部位明顯黃一點，這是一種不足的表徵。我問他：「你是因爲沒吃好才影響心情嗎？」因爲額頭反映心情。他說：「其實我吃得還可以。」我就直接問心情：「你會想得比較多嗎？」他說：「每次期中考就會想比較多。」我告訴他：「你知道憂思傷脾嗎？你想太多，容易煩惱，那就算吃得不錯，脾胃仍受到心情的影響，要輸送給心臟的養分就會受到影響。」我進一步問：「你晚上幾點睡？」他說：「不固定，可是都蠻晚的，大概兩、三點才睡。」「那要早點睡喔。你有運動嗎？」他說：「有，我每個禮拜都有跑步，還有打橄欖球。」我問他：「打球什麼時間，有符合太陽週期嗎？」他說：「都在晚上。」我叫他不要選晚上。他說：「老師，但這是我們球隊練球的時間，沒有辦法選擇。」我當下直接回答：「那你就退球隊。」所有同學哄堂大笑。

爲什麼我要他退球隊呢？

因爲在醫家與道家返本全眞哲學的價值序位裡，身體健康的養護，是優先於參加社團活動的。

而我已經在他額頭上看到那一點黑色了，之前說過：「新病脈奪，其色不奪」，如果不只是脈象，而是已經在氣色上呈現，表示已經由初始的「氣」機逐步具「象」成形，那當然要趕快打住，別讓它惡化下去。因此馬上就問他，是不是在不適當的時間鍛鍊才會出現黑色？果不其然，答案就是。

所以，用心習慣、用餐習慣、睡眠習慣，有否順應天時、配合太陽週期的運動習慣，眞的是非常重要的事情，它可以每天每天、一次一次，不斷朝正向、抑或負向地積累，逐步形塑、影響我們身體健康與否的基本盤。

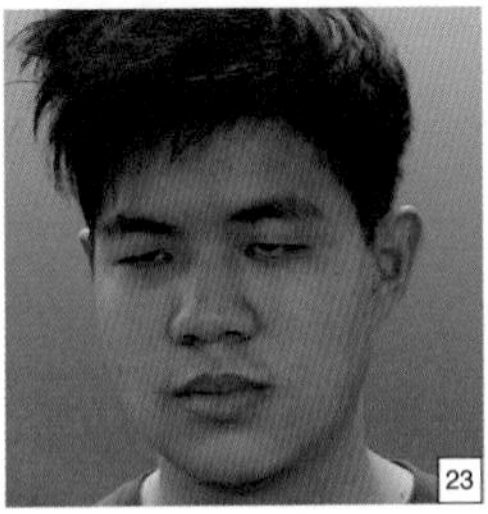
23

23．再看下張照片，如果看到他眞實的臉，這位同學其實不是那種氣血那麼不足的氣色，可是他的額頭很明顯，除了黃色之外，還是有點黑的。黃色代表的是胃腸，黑色就是腎臟。所以我要好好問診一下，問他的胃腸、腎臟，到底是因爲什麼樣的生活習慣而出問題。

我就問他：「你三餐吃得怎樣？」他說：「很好吧，我都吃得很開心。」那我就來問腎臟：「你熬夜嗎？」「通常十二點以後才睡。」「你睡得好嗎？」他說：「爛透了。」顯然睡眠品質不好。我跟他說：「那你會不會是因爲睡眠品質不好而影響了胃腸的健康？」他說：「可是我覺得我的胃腸是正常的。」當然每個人的以爲，並不一樣，他說到：「只是有時候吃完飯，覺得消化不良。」我就問他：「你飯後會打瞌睡嗎？」答案有點嚴重，他說：「我醒著都會打瞌睡，不一定要在飯後。」

我就問他：「那你願意練穴道導引嗎？要想辦法改善這個問題。還是你們年輕人覺得這運動不夠酷呢？」他說：「我不喜歡做運動。」我說：「那你有沒有比較不討厭的運動？」他說：「走路。」「啊，那也可以啊，我不是有教你們虛實步？你願意試試看嗎？」他說：「我試過，我被隔離的時候，在家裡無聊就練一下，但是練得不多。」我說：「你願意養成記錄每天走多少虛實步的習慣嗎？連續記錄一週，再拿給我看好不好？」

我覺得這樣好像還不夠，就他的狀況要再加強一點。就問他：「你願意一天再加做一輪穴道導引，然後走一千步以上的虛實步嗎？」一輪穴道導引很少，就我給他們的基本功影片而已。他居然問我：「老師，五十步可以嗎？」其實聽到這樣的回答，就知道爲什麼他的問題這麼大。我就回答他：「我，年紀比你大，比你老，應該比較沒力氣。但我要是有空走一下，要不一千步，要不三千步，要不七千步。你才走五十？我幾歲、你幾歲？你應該課間休息就出去在走廊上走走。」

我忽然想到他的用情、他的感情世界：「你有沒有很好的朋友喜歡運動的？」他的答案一樣驚人，他說：「我沒有朋友，我的朋友大部分都在南部。」於是我當下的處理是這樣的，我說：「那我們拉個群吧，我們來打卡好不好，我覺得你的狀況眞的需要改善，一定要培養好好鍛練的習慣。」

以上，我們觀察了這麼多的額頭相關的故事，是不是對於養成好習慣覺得更重要、更有意義，覺得要更積極了呢？

接下來的幾個案例，我們要將關注的焦點放在下巴這個部位，看看它透露了什麼腎臟相關的訊息。

24．我們看一下這張照片，這位同學的下巴挺青黑的。他的飲食是吃素的，運動習慣是在晚上打排球。因爲吃素，所以我建議他可以多注意蛋白質的攝取不要匱乏，例如吃毛豆或其他豆類相關食物等等。而且太陽下山之後，盡量就別運動了。有朝一日如果他結婚了，我也建議在白天活動，因爲他的身體非常不適合在晚上活動。

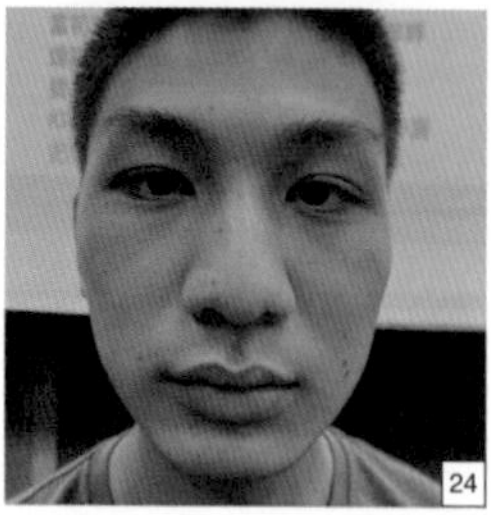

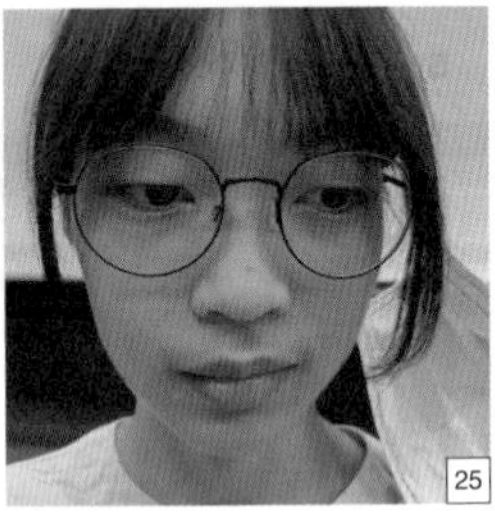

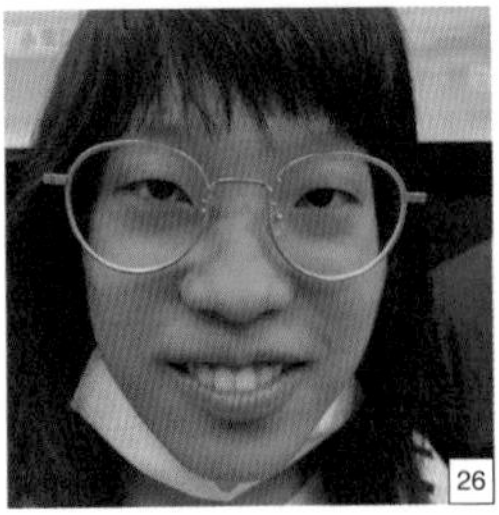

25．這位女同學的下巴隱約有淡淡的青跟黃，相較稍微更青一點點。相較於前一位同學，他的黑色少了一點點，但有淡淡的青色。似乎肝血不足所致，詢問之下才知道她也吃素。「那要多吃一點毛豆等植物蛋白質啊。你們是爲了讓精血不足、肝腎兩虛而而吃素的嗎？當然不是啊，所以你們要自己把比較容易缺乏的肝血補起來。」肝臟主血分，中國古籍裡說：老年人氣血已衰，非氣血之物，不足以養之——不是那種掐得出血來的食物，就比較不能供給老人家足夠的營養。

各位聽到答案不覺得震撼嗎？連續三位望氣色的辨症下肝血虛的同學，他們剛好都吃素，所以他們就會在氣色上呈現青青的，青色代表肝臟的營養不夠，供應肝臟所需不足。

26．再看下一張照片，這位同學的下巴明顯比其他部位黑很多。當然她在行動上比較不便，下肢挺少活動，在這種情況下只要還能動，不管只能坐著或只能躺著，穴道導引眞的是一個很好的選擇。我記得我

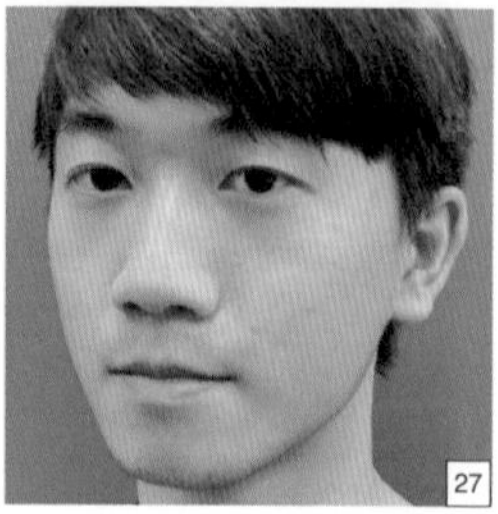

■有個學生的父親中風住院，就是因爲在住院期間作穴道導引，在醫院待了一個月後出院。那時候他父親的醫生非常訝異——爲何病人在病房這麼久肌肉卻完全沒有萎縮。■

27．接下來這位男同學他下巴是有點黑的。我就問他：「你幾點睡？」他說：「其實十一點就躺下了，但總是要躺下很久才能睡著。」於是我建議他可以作穴道導引裡面的「神凝膻中」、「神凝神闕」，或者「任督呼吸操」。我又問他：「你晚上有運動嗎？」「有。」又是有，而且都是晚上運動。我跟他講：「你現在的身體狀況，晚上就不合適再運動了。醫書告訴我們太陽下山之後『無擾筋骨，無見霧露』。特別是秋天之後，夜晚寒冷有露水，你就別在晚上運動了。」這樣的症狀的人，更應該遵守太陽週期，在最理想的時間——中午的十一點到一點之間——跟著太陽週期運動可能是最合適的。

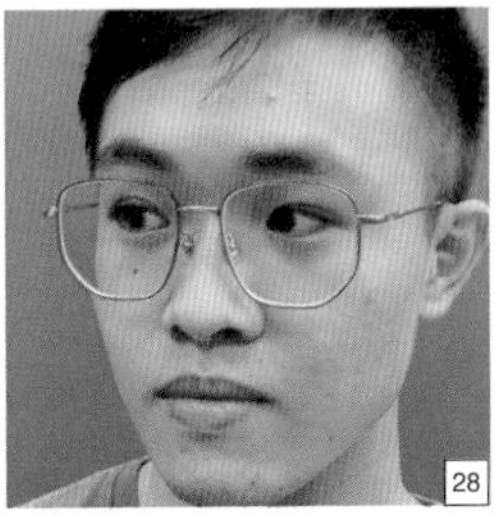

28

28．接下來這位男同學，因爲他曾經擔任過我的助理，我一看就知道他的臉色比以前青黃了一點。他以前白裡透紅，挺好的，我大概有點了解他吧，我就不多問了。我只問他：「你現在是不是壓力跟煩惱多了呀？」他說：「可能有點。」我就要他一定要改變，不要因爲升上了大三課業繁重而忽略身體，就忘了身爲人的本分是該照顧心身。畢竟，我們是爲了追求心身富足才來上大學的，不是爲了在每一個格子塡上非常理想的成績而來耗損心身的。

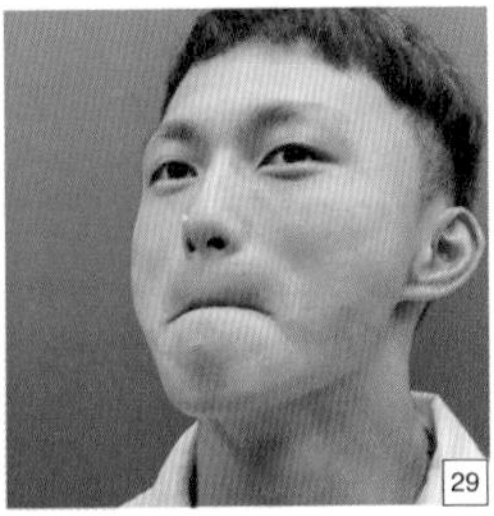

29

29．再看下一位同學，他的下巴長了顆痘，我問他：「你最近怎麼睡，常常熬夜嗎？爲什麼要熬夜呢？」他的理由我倒覺得無可厚非，因爲家人生病了，要陪診。所以我就建議他，要吃得更營養一點，或者做點穴道導引，努力讓自己更放鬆一些。

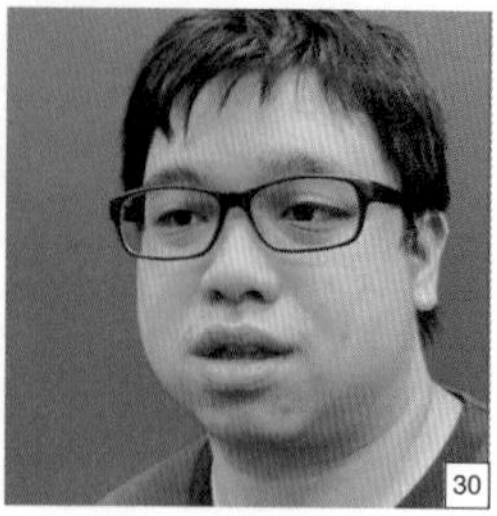

30．接下來這張照片，望下巴氣色之外，我想請各位留心一下，我們身邊常有這樣的人。我問這位同學：「你是不是很少運動，現在幾歲了？」他說：「我二十歲。」各位同學可以比對一下他的臉跟我的臉，其實我的年齡比他長很多。我再請各位回想一下，你認識的長輩是不是年過五六十的，很多也有這種兩邊的臉頰，那不是胖而是兩邊臉頰的肉有點下垂、有點下墜。這種情況一旦發生，你就要知道，你非常需要回春。我接著問：「你是不是得到臺大的書卷獎，是不是成績特好？」他說：「差一點，差一點可以拿到。」我提醒他，：「你真的需要身體優先了，該練習穴道導引，整本《鬆開的技、道、心》每天至少要做一輪。怎麼會才二十歲，就已經有老態了呢？你都不運動的嗎？」他說：「上學期沒選到體育課，所以都沒動。」我建議他，穴道導引裡有一個動手腳錦囊，除了一天把整輪的穴道導引做一遍之外，最好早上、晚上，甚至於早中晚多做幾次動手腳錦囊。

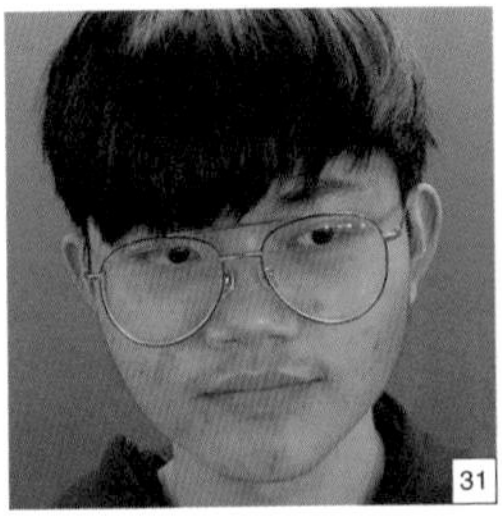

以下是這個段落要講解的最後一個區塊——鼻子。透過鼻子的氣色來了解脾胃的狀況。

31．我們看一下照片這位同學，他鼻子這個區塊是特別蒼白的。如果是這樣的話，很明顯他在食物的攝取上是營養不良的。我就問他：「你是怎麼樣餵養自己的？」他說：「我一天是有吃三餐的。」我問：「那你吃些什麼？」他說：「吃便利商店的麵包。」我一聽到麵包就說：「你知不知道臺灣有一種麵包，很多出國的人特別懷念。這種麵包我也買回來做過實驗，擺在家裡好幾天都不會發霉，然後隔夜、第二天、第三天也不會變硬。後來我細究才知道，原來只要不是老麵團發酵的麵包，而是添加一種石化工業的成分，就會變成這種不太會壞掉的麵包。這樣的麵包當然不要吃比較好。」

我接著問他：「那你的晚餐呢？」他說：「之前常吃自助餐。」「宵夜呢？」「鹹酥雞。」高溫油炸食物容易有反式脂肪酸，而且一般外

幾乎沒有食欲，可是除了那幾天以外還挺愛吃的。」我說：「那妳現在恢復很好的食量了嗎？」她說：「對。」我問：「妳吃的食物不營養嗎？是原型食物嗎？」

她只說她吃得多，然後問我什麼是原型食物。我說：「因爲看起來，妳這個鼻子呈現的顏色，顯示妳營養不足。妳又說吃得不少，那肯定是沒有吸收足夠的養分。」這是爲什麼呢？我請她摸一下她的手肘窩前面的區塊，所謂的手肘窩就是手肘對過來這個凹陷，再往前一點。我問她：「妳摸起來是熱的、溫的、還是涼的。」她回答：「是熱的。」這時候我就告訴學生一個很重要的傳統醫學知識，這個知識是我的恩師周成清醫師教給我的。他說：手肘對過來的手肘窩往前摸，這裡的溫度應該是涼的，可是萬一感冒進入人體，不管是風、寒、時疫，或當代講的病毒，只要它還沒有徹底排出去，這個地方就不會是涼的。

我就跟這位學生說：「妳就走走虛實步吧，走到出汗，走到覺得整個身體發熱，很容易手肘窩前面就變涼了。」

這就是我上回跟各位分享的，有時候我難得煮個藥膳，就讓助理一起到家裡來吃，我會先摸一下所有的人手肘窩前面這個區塊是不是涼的，必須這個區塊是涼的，才能吃補藥，這樣進補才不會留邪。免於留邪，就是免於讓因外感而客留體內的風、寒、時疫之邪，反而因為進補而更容易留駐體內，就會繼續影響其它經絡、臟腑。這時虛實步就彷彿外感患者服用了中藥汗解的方劑般，具備藉排汗來排毒的功能。

我接著又問：「妳睡得怎樣？」她回答：「睡得不錯，十二點睡到八點，八到九個小時。」我說：「妳心情看起來也不錯。」她說：「對，我心情超好。」歸結來說，她只要把體內那些殘留的病毒徹底排掉，就可以大幅改善。

只要讀過《傷寒論》都知道，歷代醫家也常提起，如果外感未除，它會傳到足陽明胃經，或者肝經、或者腎經，到處流竄。所以不要因為

■檢測已經轉陰了，就覺得身體復原了、不必再理會了，它可能只是移到下條經絡了，一定要把它徹底排掉。■

第六章

切脈練習

從身體感脈搏自己的心身習慣

接下來這個章節要談的是切脈練習。透過身體感，來掌握自身的心身習慣。

什麼叫「切脈」呢？切是一種貼近、一種觸按。我們透過脈搏來掌握日常生活習慣對身體所留下、所造成的影響。當學會把脈，會在自己的指腹下觸摸到被習慣堆疊的自己。你我現下的疾病，是昨日生活習慣的堆疊，未來的疾病，是今日生活習慣的累積。這就是我們必須自我負責的生命實況。

先來認識「脈象典範與聖人典範」。醫道思想定義下的聖人，通常內心必須是虛靜的，空明安定、沒有多餘念想的。《黃帝內經素問．脈要精微論》說：「持脈有道，虛靜為保」，幫人切診的時候一樣要維持虛靜的心情；明代李中梓說：「切脈之道，貴於精誠，嫌其擾亂，故必心虛而無他想，身靜而不言動。」必須「身靜」，必須保有、不能失去這樣靜定的心靈。簡單地講，切脈的人必須「無他想」、不能想東想西，不只沒有負面情緒、心中無絲毫擾亂，而且連念頭都沒有。所謂的「虛靜為保」，必須維持這樣理想的狀態才合適切脈。

那被切脈者是什麼狀況呢？如果你的性子是急躁的，那正常狀況，脈也會是急躁的。如果你的性子是遲緩的，脈就跟著是遲緩的。

《四診心法》提到平旦診脈之意義及醫家診脈應注意事項：「凡診病脈，平旦為準」，為什麼天剛亮就要把脈呢？天剛亮，人還沒活動，也還沒進食，這時候的脈象是最不被外在環境、被一切活動影響的，所以準度最高。而幫自己或對方把脈時，要做到「虛靜寧神」，心非常地靜定、沒有多餘的念慮。「調息細審」，心靜定了，呼吸就會跟著細、長、慢、勻、深，也就調和了。這樣的心、這樣的呼吸，才能覺知到自己或對方身體的一切狀況。

記得求學時代有一回到師長家做客。進去之後，他們就要求我：「璧名，切個脈吧。」我看到微笑對我的老師跟師母，可是這脈一切，我就忍不住笑了。我說：「老師，我進來以前，您很生氣是嗎？」哇，老師跟師母就噗哧一聲笑了出來，他們就不用裝了。老師說：「什麼事都瞞不過這丫頭。」老師開始對我叨唸：「妳進來之前，我正在跟師母起爭執呢。我愛吃煎魚，可是她就嫌惡油煙而不願意煎。」我學生聽到這個故事就怪我了：「老師怎麼沒有教我們生氣的脈象呢？」我告訴他們，這不是從指腹下知覺的，當你「虛靜寧神，調息細審」，你的手一搭上對方的脈，你的心就會感受到他的心情。因為那個生氣的氣息還沒有完全消散，將手搭在對方寸關尺上的你，就知覺到了。

接著來看《四診心法》裡面提到：「脈為血府，百體貫通，寸口動脈，大會朝宗」，重點就在「寸口動脈」。今天要學習的切脈，就是從每一個人手腕「寸口」部位的寸、關、尺下指的。這裡是手太陰肺經循行所在。

下一段《四診心法》告訴我們怎麼「定關」。「診人之脈，高骨上取，因何名關，界乎寸尺」。

什麼叫「高骨上取」？當你為自己切診，右手掌心朝上，左手托住右手，此時左手中指可以在右手腕側邊摸到右手拇指下方有個凸出來的骨頭，這就是「高骨」，也就是橈骨莖突。然後左手掌不動，僅有中指順著跟腕橫紋平行的方向往右手腕中間滑動，大約停留在像圖片上的位置，這個時候左手中指指腹觸摸到有脈搏跳動的位置就是「右關」了，而右關的位置剛好在「右寸」與「右尺」之間，「因何名關，界乎寸尺」就是這意思。

在《王叔和脈訣》這本書上提到「診他脈覆手」，要切的如果不是自己的脈，而是別人的脈，那你操作的那隻手是手掌朝下的，這就是「覆手」。「自看時仰手」，如果用自己的左手切右手的脈，右手是掌心朝上的，左手就從下面托住右手。崔嘉彥《崔氏脈訣》提到「初持脈時，令仰其掌」，被切脈、被診斷的手，手掌絕對是朝上的。

李中梓《脈訣匯辨》說：「醫者覆手診之」，如果要打別人的脈，那你絕對是掌心向下的；除非你打的是自己的脈，掌心才向上。

清代葉霖的《脈說》提到：「以醫者右手診病者之左腕，候畢再以醫者之左手，候病者之右腕。」這待會我們看實際狀況就會明白。

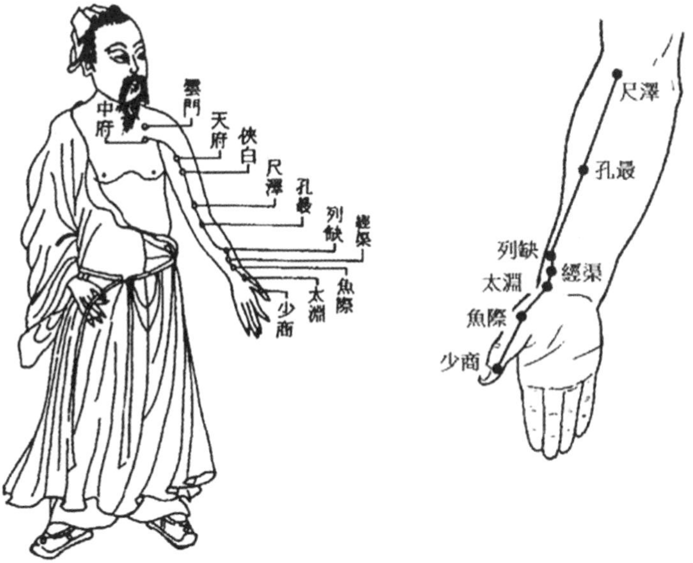

圖一、手太陰肺經循行圖

接著來看怎麼落指，元代滑壽的《診家樞要》說：「先以中指定得關位，卻齊下前後二指」，中指定關以後，再同時擺上食指和無名指在寸跟尺上。但這個說法我沒有採用，我採用的是明代李中梓的《脈訣匯辨》：「掌後有高骨對平處謂之關上，看定部位，徐以中指先下于關部」，先將中指落指在關上，接著「次以食指下於寸部，次以無名指下於尺部」，然後擺上食指，最後再擺上無名指。為什麼會選擇《脈訣匯辨》的方法呢？

要是自己把自己的脈，三隻手指對齊、平平放下就可以，不用管手指的先後順序。但如果切他人的脈，就要依照這個人的高矮胖瘦，來調整手指間距。李中梓提醒：「人長則下指宜疏」，如果這個人比你高、比你胖，就代表他的同身寸長於你，因此你落指的間距就會比較寬闊稀疏。相對地，「人短則下指宜密」，如果對方個兒比你小或很瘦，你落指的間距就要收得特別近，才能相應於對方的同身寸。

另外，就像學習樂器一樣，要為人切脈，就不能留指甲。就像李中梓所說：「指爪不可養長，長則指頭不能取齊」，如果指甲太長，指頭就不能對齊，因為會受到指甲的影響。「且沉取之時，爪長則按處必有深痕」，而且指甲太長在重按的時候，會把指甲掐進別人的手腕裡去。葉霖的《脈說》也說：「食指、中指、無名指爪甲不可留。」絕對不能留指甲，大家切記這一點。

以上是切脈前的準備活動，接著要實際操作了。我們要先學會切自己的脈。首先，請你右手手掌往上，用左手托住右手。接著，請先把左手中指觸摸到右手拇指下面，那個凸出來的骨頭，也就是「橈骨莖突」。觸摸到之後，左手中指往右手手腕中間滑，擺好。

什麼叫擺好？左手中指擺放的位置應該平行於右手手腕的腕橫紋，而左手中指到右手腕橫紋的空間，剛好能放下你的左手食指，那就叫擺好。

接著，左手無名指就可以擺在中指的旁邊了。注意，這三根手指的指尖是對齊的，三指指腹用力往下壓的方向是一致的。當你看左手三指的指甲，不會因為用力太偏於指尖，使指尖的肉發白，也不會因為指尖往上翹，使指甲的根部發白。左手三指就是平行地用力往下壓。

左手中指觸按的位置稱為「右關」，食指觸按的位置稱為「右寸」，無名指觸按的位置叫做「右尺」。來看一下切脈簡要：

1.被把脈之手要完全放鬆。把自己的脈時，被把的那隻手要完全放鬆、完全不出力地被托著。把別人的脈時，你也可以測試他的手是否完全放鬆了。如果你忽然把托著對方的手放掉，他的手隨之掉落，那他的手就是放鬆的；如果你的手放掉他的手還撐著，那就是不夠放鬆。

2.先以中指定關。切脈的中指摸到手腕凸出來的橈骨莖突以後，往內伸取脈，並且留下恰

題的時候，或者吃太撐了的時候，可能在右關會出現飽滿有力彷彿內含物過多、過剩之脈；或者你太累了、脾虛了，也會彰顯在右關。《四診心法》說：「有力為實，無力虛看」，右關打起來很有力量，那可能你的餐飲是比較足夠的，蓄積比較充足的身體的能量。可是如果往下按什麼都沒有，感覺胃腸空空如也，那脾胃就是比較虛了。

把脈這項技術，如果沒接觸過、還不懂可能覺得玄妙艱難，透過這門課就可以發現把脈其實好簡單。只要先觸摸右關，輕輕地按著，如果在「皮部脈」就感受到脈搏的跳動，再往下摸到「肌部脈」也很強勁，那肯定吃飽了。如果再往下摸到「骨部脈」還有力量，那表示這個人平常是有好好吃飯的。

把上述對右關的認識，轉移到右尺，就可以知道右腎還有大腸的狀況。如果你輕輕一按，發現右尺的「皮部脈」居然有脈，再按到更深一點的「肌部脈」怎麼還紮實著？同樣的狀況在右關，代表胃裡有食物，那如果在右尺呢？很可能就是排便沒排乾淨、有宿便了。當你了解以後，很容易就從對這一個脈位的理解，轉移到對下一個脈位的認知。

《四診心法》談切脈還提到一個很重要的部位——「命門」。命門所在位置就是肚臍對過去的後腰的部位，所謂「兩腎之中，名曰命門」。命門為什麼重要呢？《四診心法》說：「命門屬腎，生氣之原」，命門主管生殖能力，跟我們的青春衰老密切相關。你可以每天做穴道導

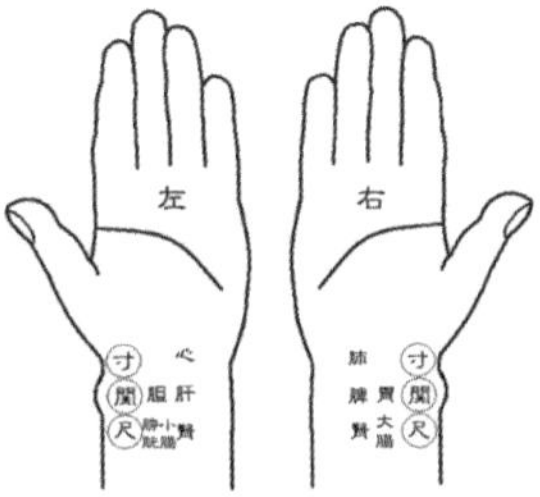

左寸	心	肺	**右寸**
左關	肝 膽	脾 胃	**右關**
左尺	腎 小腸 膀胱	腎 大腸	**右尺**

圖四

	寸		關		尺	
	左	右	左	右	左	右
《素問》	心 膻中	肺 胸中	肝 膈	脾 胃	腎 腹	腎 腹
《難經》	心 小腸	肺 大腸	肝 膽	脾 胃	腎 膀胱	心包絡 三焦
《脈經》	心 小腸	肺 大腸	肝 膽	脾 胃	腎 膀胱	腎 膀胱
《醫宗金鑑》	心 膻中	肺 胸中	肝 膽、膈	脾 胃	腎 小腸、膀胱	腎 大腸

表一

引的「軟腰」，用兩手去按摩命門二十四下到四十八下，有助於常保年輕。想知道腎臟和命門的狀況怎麼樣，當然就從生活習慣來檢視。你常熬夜嗎？晚上走夜路或者有太多過度耗損的活動，過度耗損了嗎？這時候就可以把脈，從右尺跟左尺重重地往下按到「骨部脈」，如果重重往下按還有脈，那代表你的腎氣狀況是不錯的。但是「人無兩尺，必死不痊」，如果尺脈不只微弱而是幾近沒有，那麼跟死亡的距離就近了。透過切脈，你可以更清楚明白，自己真的還禁得起熬夜晚睡嗎？又或者是不是該多做一點穴道導引的「軟腰」了呢！

觸摸脈象，見識與四季合拍的身體

接著要談天地自然春、夏、秋、冬四時對脈象會有哪些影響？

「四時平脈，緩而和勻，春弦夏洪，秋毛冬沉」，這是正常的脈象。春天的脈像一根弦，夏天的脈特別洪大，秋天的脈好像浮在水面上，冬天的脈好像沉到江河之底了。如果覺得難以理解，可以再看以下這段文字，在《黃帝內經素問．玉機真藏論》裡說：「春脈如弦……故其氣來耎弱，輕虛而滑，端直以長」；又說：「夏脈如鉤……故其氣來盛去衰，故曰鉤」；再說：「秋脈如浮……故其氣來，輕虛以浮，來急去散，故曰浮」；又說：「冬脈如營……故其氣來，沉以搏，故曰營」。

過去我在《醫道同源》曾經解釋過什麼叫「春脈如弦」。到底什麼叫「弦脈」啊？當你摸著弦樂器，不管你按的是琵琶還是小提琴的弦，去感受指腹下的感覺就是弦脈的觸感。如果你想了解這樣的脈象，比較簡單的辦法是去找個特容易緊張、壓力特別大的朋友，切一下他的左關脈，很可能就可以觸摸到所謂的「弦脈」。你會覺得真的像摸到一根弦樂器的琴弦一般。

接著，「夏脈如鉤」的意思是，脈彈起來在波峰的階段好強啊，可是往下到了波谷的時候就沒那麼強了。這種力度的形狀是不是很像魚鉤？這就是來盛去衰的「洪脈」。

那什麼叫「秋脈如浮」呢？摸一個人的脈感覺好像摸到一片葉子浮於水上，好像有東西，可是往下按又沒了。這就是「秋脈如浮」。

最後講「冬脈如營」。這裡「營」字的註解，一般認為等同於晶瑩的「瑩」。「如瑩」，就像玉石一樣，通常摸到玉石會覺得比較硬。為什麼這麼形容？因為冬天的脈比較深沉，必須按壓到很深、都摸到骨頭了才摸到脈，當然就覺得硬了。

為什麼脈象會受到四季的影響？《黃帝內經素問．四時刺逆從論》是這樣解釋的：「是故春氣在經脈，夏氣在孫絡，長夏氣在肌肉，秋氣在皮膚，冬氣在骨髓中。」為什麼會這樣呢？因為春天「凍解冰釋，水行經通」，春天到來的時候，天氣剛剛升發，地氣剛剛泄露，大自然裡冰凍的土壤融解，冰融化水開始流動，在冬天冰封凝滯的河道也因此逐漸暢通。相應於此，人體經脈也如河道般暢通，所以春天的時候，體內之氣就像水行於河道，在經脈中流動。夏天陽氣大盛，「經滿氣溢」，經脈之氣充盛，流溢在更貼近腠理的經絡分支，也就是孫絡之中，孫絡得到氣血的滋養，皮膚也就隨之飽滿充實。「長夏者，經絡皆盛，內溢肌中」，到了最溫暖炎熱的長夏，經脈、絡脈、孫絡，氣血皆已充盛，所以才能充盈滿溢於肌肉。秋季，天氣開始收斂，「腠理閉塞，皮膚引急」，人體肌肉腠理隨之閉塞，所以皮表的氣穴也開始收斂了。冬季天氣愈趨寒冷，萬物閉藏，「血氣在中，內著骨髓，通於五藏」，人體之氣也隨之向內斂藏。這時候氣附著於骨髓運行，貫通五臟。

各位學會把脈之後，就可以感受到身體確實被四季影響著。比方說，在格外寒冷的日子，你如果不往深處一點按壓，是把不到脈的。這就是身體受春夏秋冬影響的最好證明。如果你還是覺得難以理解，不妨往郊外走走，去觀察一條小溪、一條江河。浩浩湯湯的江河尚且會受到天地四時之氣春、夏、秋、冬的影響，何況同樣駐足在天地之間的我們呢？由此可以推知，我們在春夏秋冬也應該要用不同的方式來愛養我們的身體，達到跟外在天氣之間的和諧狀態。

既然這是一堂切脈練習的課，你幫自己切脈之後，也要開始練習為你以外的人切脈。要先提醒一件事，《四診心法》說：「男左大順，女右大宜；男尺恒虛，女尺恒實。」我記得第一次切到男性的脈時嚇了一跳，為什麼男生左手的脈比女生強這麼多？如果先讀過這段就不那麼驚訝了。所謂「左血右氣」，由於右寸、右關是肺胸、脾胃，左寸、左關是心、肝，因此右手的脈可以了解氣的狀況，左手的脈可以了解血分的狀況。女子有月經，男子左手的血脈就會比較強。而相對於血液的流失，女子的氣就比血來得強一些。這是我們可以了解男女脈象上的差異。

有意思的是，這樣一種男左強、女右強（男左女右）的脈象，還可以延伸到把孕婦的脈。如果你遇到一位孕婦，就用兩手直接去把她的右尺跟左尺。如果左尺強，懷的可能是男生；右尺強，懷的就極可能是女生了。這也是一個很有意思的切脈練習。

接著要談「上下浮沉：手感的空間書寫」。表二是我當年初習脈象時的紀錄表，我用這個表記錄我為自己或為身邊的人觸摸到的脈象。

首先，縱軸記錄寸、關、尺。你可以將右手氣脈的寸、關、尺記錄在格子偏右，將左手血脈的寸、關、尺記錄在格子偏左的地方。

再來，橫軸記錄的是指腹下的浮、中、沉。什麼叫浮、中、沉？《脈經》提到：「舉之有餘，按之不足」，叫「浮脈」。「舉之不足，按之有餘」，叫「沉脈」。還有一種叫「伏脈」，趴在底下的脈，需要「極重指按之，著骨乃得」，到了骨頭的地方才找得到的脈。

我相信各位跟我當年讀《脈經》的時候一樣，覺得好像不是那麼明白。再看滑壽的《診家樞要》說：「初輕按以消息之，次中按消息之，再重按消息之」，先輕輕地按著，再重一點、再更重一點，這已經說出浮、中、沉的要點了。

接著跟大家分享的是我自己研發的方法，我覺得傳授脈象中的浮、中、沉最簡單的方式是，透過臉頰來說明浮、中、沉。先用一根手指輕輕地觸摸臉頰，臉的表面不會有任何變化，因為只是輕輕地摸著皮膚表層，這時候感覺到的就是「皮部脈」，也就是「浮脈」。現在把手指往深處按一點點，你感覺摸到肌肉層了，這時候臉型會有一點變化，跟剛剛只摸到皮膚不一樣了，這就叫「肌部脈」，也就是「中脈」。最後再把手指往更深處按壓，感覺像摸到骨頭，似乎深到不能再深了，這就是「骨部脈」，所謂的「沉脈」。

現在把這樣的感覺轉移到對右關的認知，我們用自己的手練習一下：被診斷的右手掌心朝上，診斷的左手從下方托著要被診斷的右手，記得右手要完全放鬆，然後把左手中指從右手腕側邊凸出的骨頭滑上來，前面留下給食指的位置，現在來感受右關。

回想一下剛剛讓手指只摸到皮膚的感覺，就這麼輕輕地搭按著右關的皮部脈，只摸著皮膚，不能把它往下壓，不要改變它的形狀，這時候感覺到脈了嗎？如果你感覺到了，最可能的狀況是你剛吃飽或者你吃得非常飽。另一種狀況是你還沒吃飯，那麼這時候輕輕觸摸的就是胃中的火氣了，所謂的「胃火」，相伴而來的可能也有「口氣」，嘴巴會有點味道。

	浮 (天)	中 (地)	沉 (人)
寸(上部)			
關(中部)			
尺(下部)			

表二、上下浮沉：手感的空間書寫

皮部脈感受完了換肌部脈。回想剛剛摸著臉頰往中間肌肉層按壓，臉型有小小的變化，但還沒有觸摸到骨頭，現在把這個感覺往右關按下去到肌肉層，這時候你感覺到什麼？如果感覺到鑾有力量的脈搏，那可能是你吃的東西還沒消化完，肚子裡還有東西。又或者是你平日三餐吃得還挺用心、挺認真的，所以肌部脈是有力量的。

接著感受骨部脈。回想剛才用力按著臉頰，已經碰觸到骨頭了。就是這樣往下按壓右關。這時候有些人會說：「沒有啊，我的骨部沒有脈。」那代表你可能三餐吃得不是那麼正常、不是那麼認真，所以脾胃在根部是沒有脈的。但如果你是一個乖乖吃三餐的好寶寶，而且對吃還挺講究，盡量吃沒有經過加工的原型食物、真食物，而不是基因改造、不是有很多化學調料添加的食物，那麼你的成果很可能就展現在右關的骨部脈，仍然有根、仍有脈可尋。

在這裡上下浮沉的脈象各代表什麼意義呢？王叔和的《脈經》裡是這麼說的：「在上為表，在下為裏，浮為在表，沉為在裏。」輕輕摸到的脈，象徵的是體表，如果在右寸輕輕打就有脈，很可能是感冒了、有外感，或者也有可能昨天熬夜。但它象徵的就是在體表，感冒了，好像不是那麼清明，或者頭有點疼，或者感到怕風、怕冷、發熱，這些都是皮表、皮毛或肌肉表層的問題。

《四診心法》說：「沉脈筋骨」，沉就是按壓到筋骨層。此外還有一些脈象的名稱比較特別，「浮無力濡」，浮而無力的叫濡脈；「沉無力弱」，沉而無力的叫弱脈；「沉極力牢」，這脈好沉，在很深的地方、又很有力量，叫牢脈；「浮極力革」，而浮又很有力量的，叫革脈。小時候我是這樣記憶的：很深又很有力，好像地牢一樣，叫牢脈；輕輕摸就很有力，革命、造反，所以是革脈。但我後來覺得這些名稱不是重點，其實不一定要記住，因為探究脈象要理解的是身體狀況，只要知道在浮脈象徵體表、沉脈象徵身體的裡層，那也就夠了。

《四診心法》接著說：「三部有力，其名曰實。三部無力，其名曰虛。」我常常遇到學生問我：「老師，中醫說我『氣血兩虛』，那是什麼意思啊？」我想各位一旦學過切脈的練習，就知道那是什麼意思了。你切切看左右兩手寸、關、尺的脈，是不是都很沒力呢？右手很沒力，代表氣虛；左手很沒力，代表血虛。這都是切身可感的。

《四診心法》中還列舉了許多不同脈象，礙於篇幅無法一一列舉，有興趣的同學不妨自行查閱。在這邊我分享一個很有意思的脈象：「惟中無力，其名曰芤」，「芤」念「ㄎㄡ」，是蔥的別稱。這個芤脈，我在切脈練習的過程還真遇到過。摸下去像摸到蔥管，就一根蔥後面綠色的部分。很像吸管但沒那麼硬，周邊是有的，可是中間空空的，這樣的脈叫芤脈。表徵失血、貧血、津液匱乏。

《四診心法》說：「弦細端直，且勁曰弦」，對「弦脈」最簡單的理解，就是回想你的手指觸摸在弦樂器上的觸感，比如古箏、古琴、琵琶、小提琴等，弦脈手感大概就是這樣。「緊比弦粗，勁左右彈」，而你觸摸到弦脈之後，發現這脈特別粗，那就叫「緊脈」。如果你彈過琵琶，馬上會想到子、中、老、纏四根弦，子弦是最細的、纏弦是最粗的，就可以轉移到「弦脈」跟「緊脈」的手感。現在聽起來可能有點抽象，但不用著急，有了這樣的閱讀經驗，未來在切脈練習的過程中一旦遇到了，就馬上能體會了。

講完弦脈和緊脈之後，再來看之前提過的「洪脈」。《四診心法》說：「來盛去衰，洪脈名顯」，彈起來的時候很強，下去比較弱，脈形像個魚鉤，這是洪脈。「大則寬闊，小則細減」，如果脈形粗大闊然叫「大脈」；如果脈形細減如絲就叫「小脈」。透過脈的形狀，也可以了解這樣的脈搏所表現的身體狀況。

遲數平和：手感的時間（速度）書寫

在這個章節，我們進行切脈的練習，到這裡已經初步認識了脈的位置，浮、中、沉；也理解了脈有形狀可說。接著要談的是「遲數平和：手感的時間（速度）書寫」，「遲」，慢的；「數」，快的；「平和」，剛剛好的。脈的速度到底代表什麼意義呢？

《四診心法》說：「一呼一吸，合為一息，脈來四至，平和之則。」要知道古代還沒有鐘錶計時，所以透過平和健康的呼吸來掌握脈的速度。如果在一呼一吸、一息之內，你切脈發現脈跳了四次，那是剛剛好的平和之脈。

「五至無痾，閏以太息」，當人嘆氣，他一呼一吸變長了，所以一次呼吸脈搏跳不只四次，而是五次，那也是正常的。如果次數更少，那就是跳得慢了，「三至為遲，遲則為冷」，遲脈象徵的是一種偏寒涼之症。而一呼一吸之間如果跳了六次，「六至為數，數則熱證」，象徵的是熱證。當然脈搏最慢不是只到三次，最快也不是只到六次，可能更慢，可能更快，「轉遲轉冷」，變慢表示更寒，「轉數轉熱」，變快表示更熱。

如果要追問，脈為什麼跳得這麼慢？《黃帝內經．舉痛論》有非常精彩的詮釋：「寒氣入經而稽遲，泣而不行」，當外在的風寒之邪進入經絡，這時候因為寒氣進來，氣行的速度就會變慢。從這裡我們可以理解，為什麼無論鍊氣、操作穴道導引、走虛實步、打太極拳，都強調要「夏鍊三伏」，在三伏天陽氣最昌盛的時候鍛鍊起來特有效果。因為這時候體內的真陽之氣、正氣是比較活躍的，是容易浩然磅礴的。又為什麼強調「冬鍊九九」，在最冷的日子一定要練功呢？因為那時候體內的真陽之氣、正氣走得最慢、最不活絡，要是再不練點功，你的衛氣就不夠充分，防衛能力就下降了。

除了《黃帝內經》用「寒氣入經」來解釋為什麼脈象會變慢。《脈經》則說：「遲則為寒」、「遲而緩者，有寒」，一旦切脈發現脈跳得慢了，就表示有寒氣在經脈裡。《脈經》又說：「虛脈，遲大而軟，按之不足」，如果脈跳得很慢又沒有力量，那就是「虛脈」，代表虛寒。

明代張景岳的《景岳全書》說：「遲而無力為陽虛」，如果脈跳得特別慢又沒力，就叫「陽虛」也就是「氣虛」，因為正氣不夠，就容易讓寒氣入侵了。相對地，「數而無力為陰虛」，一樣是無力，但是跳得特別快，這代表「陰虛」，也就是「血虛」。之前說過血虛就像乾鍋在火上燒，鍋子裡裝的水太少，火又繼續燒，血分越來越少，導致陰虛火旺。脈象表徵有火氣，身體就會有熱象，脈也就跳得比較快了。

各位同學，在這個章節的切脈練習，我們首先學會如何「定關」，怎麼樣安放中指、食指、無名指，找到了右寸、關、尺，還有左寸、關、尺，了解了六個脈位各自表述的身體部位。從中我們可以檢視自己的生活習慣，究竟造就了如何的身體。

當你透過練習，具備了切脈的能力，就能夠每天醒來給自己切個脈，檢視自己近日的、昨天的習慣，有沒有要修正的地方？有沒有害自己的氣血變得不足或失調的地方？慢慢地，讓你的生活習慣越來越好、氣血越來越充沛，年紀愈長，愈是不斷地歸返人之初、通往生命的春天。

第七章

陰陽五行說本草

把中醫知識帶進廚房及日常飲食

都說「民以食為天」、「吃飯皇帝大」，華人最講究吃，也最會吃。你會吃嗎？什麼叫「會吃」呢？是吃香喝辣、吃米其林、吃高檔、吃超好吃，叫會吃；還是得吃真食物、全食物、原型食物、吃非基因改造、非加工食品，不殘留過量的化學農藥、重金屬，不添加任何的化學調味料，才算會吃。或者還不只這樣？這一堂課要談的是「陰陽五行說本草」。我們要怎麼樣把中醫知識帶進廚房或日常飲食？

根據《漢書．藝文志》所述，陰陽家的地位僅次於儒道二家，陰陽五行對傳統中國文化的影響毋庸置疑。可是在近代思想史研究裡，對陰陽五行理論的研究質量卻難望儒道二家思想的項背。但對於傳統本草學來說，卻很廣泛地運用陰陽五行理論，來分析藥物的屬性與功效，這或許是因為傳統醫家從來不孤立地檢視藥物的性質。孕育藥物的時空環境，煉製的過程，還有它進入身體的什麼地方，往往都是決定藥性的重要關鍵。我們既然是在一個整體中來觀察局部，分而言之，就有陰陽可以分別；合而言之，各個質素之間會因為彼此的互動而變化消長，或者相生相輔，或者相消相抵，最後才決定本草的屬性與療效。

傳統醫家選擇藥材的標準，就是在把本草的陰陽五行屬性跟人體的陰陽五行屬性相參互補。熱的，讓你涼一些；過寒，讓你暖一些。讓服藥後的人體機能能夠復轉為陰陽和合、五行相濟的動態平衡。

《黃帝內經・陰陽應象大論》說：「陰陽者，天地之道也。」《老子》說：「萬物負陰而抱陽，沖氣以為和。」陰陽的概念最開始指的是日照的有無，有沒有曬到太陽，進而抽象地轉化成一種相反相對、相消相長，又相需相濟、相輔相成的概念，廣泛地指地理的向陽背陽、天候的白晝黑夜、春夏秋冬、溫涼寒熱，生物的雌雄，身體的上下、表裡、臟腑等等。

《黃帝內經》所呈現的這種「道」跟「術」的密切契合，追溯其源，可以說反映了傳統思想裡邊主張「道」、「術」相依共存的特色。若檢視陰陽跟五行這兩組觀念的發生歷程，我們可以知道，像剛剛說的，陰陽一開始只是日照的有無，進而抽象化，變成一組既相反相對，又相消相長、相需相濟、相輔相成的概念。五行則是素樸的五種生活日用材料：金、木、水、火、土。一開始，只是可供民用興作百物的材料，最後衍生成一種包含相生相克，可以用來理解事物、詮釋變化的認知方式。

在後面所舉的例子，主要參閱漢代到民國間一百多部本草典籍針對本草學的認識與長期運用，所發展出來的一套整體性分析，讓我們了解陰陽五行在本草裡是怎麼應用的。

本草的整體觀

首先談「本草的整體觀」。在接下來的內容裡，我們將從陰陽五行的觀點出發，從本草的生長環境到煉製過程，最終到進入人體，了解本草為什麼會有這樣的作用。比方同樣一株植物被採擷作為藥材，在東方和西方、傳統跟現代的醫學體系裡，我們對它的藥性跟療效的認識可能是完全不同的。就拿最常見的人參作為例子，西醫會經由儀器進行化學分析，發現人參當中主要成分的分子構造式到底是什麼，然後從有機化學的理論，從官能基或者分子結構來了解人參的特性。這一種基於化驗分析的結果，很容易被科學性地掌握。但是相對地，傳統本草學對於藥物的掌握，通常考量它的寒、熱、溫、涼，以及升、降、浮、沉，從這些特性來加以考量。

例如說麻黃這味藥，是中醫治療外感也就是感冒的常用藥材。中醫講的感冒跟西醫不盡然相同，我們看這個「冒」字，金文寫成「」，在眼睛上有一頂帽子，眼睛代表頭部，意思是的頭部好像被一個東西罩住了。這種身體感冒的感覺跟西醫的描述確實不太相同。

在中醫對治外感的藥方裡，常常出現麻黃。第一次把麻黃拿在手裡會非常訝異，怎麼這麼輕啊，輕飄飄的。觀察麻黃被丟進藥壺之後，從開始煎煮到最後，它一直都漂浮在藥壺的水面上。麻黃在外感方劑裡的功效，就像這個浮在水面上的特性一樣，作用在體表，把進入皮毛、肌肉的風寒，從體表給發散帶離了。可是各位千萬不要聽我這樣講，在發不出汗的時候就自己亂吃這味藥，一定要經過醫生的處方才能服用。

我有一位學生，當兵時在休假期間感冒了，有一位中醫師幫他開了含有麻黃的方子。可是當他回到軍營，不得了，竟然被檢驗出毒品反應，可是他明明是個乖寶寶，怎麼會吸毒呢？原來是這樣的，從西醫的角度來看，麻黃是麻黃屬的植物，可以從麻黃提煉出一種叫「麻黃素」的物質，但是需要「大量」的麻黃做為原料，才能夠提取些微的麻黃素。麻黃素可以拿來當興奮劑、食欲抑制劑，可以集中精力、解除鼻塞。由於這樣的特性，麻黃素也可以作為某種四級毒品的原料之一。真相大白了，回軍營的檢測是檢查到體內有麻黃素的反應，但這個麻黃素實際是來自中藥裡的麻黃，不是毒品中的。這位同學以後就知道了，快要回軍營的時候就要停用麻黃，免得又被認為吸毒了。

由此可見，從中醫陰陽五行的角度和從西方有機化學、藥理學的角度來認識本草，有很大的不同。但各位不要因為聽了這個故事就很害怕麻黃這味藥。我們知道，對症下藥非常重要，有些症狀真的是非麻黃不可。像在美國，法律上雖然禁止在營養補給品中添加麻黃素，但有個例外是隨時都可以使用的，就是在中藥的方劑裡使用麻黃，完全不違法。為什麼會這樣呢？實際上，為了提煉出一點點麻黃素，就需要非常大量的麻黃。而在中藥的使用上絕對不可能用這麼大量，藥材煎煮也跟工廠的提煉程序不同，所以吃不了這麼大量，是不用擔心會中毒的。

現在回到傳統醫學中的人參，典籍裡記載人參「補五臟」，可以補養我們的五臟。「安精神，定魂魄」，當心神不安，吃了心情就安定了。《名醫別錄》還說：「治腸胃中冷，心腹鼓痛」，可以治療胃腸的虛冷或者鼓漲疼痛。但人參在典籍中所敘述的這些療效，在化學分子式是完全看不出來的。從這裡我們可以知道，同樣是研究人參，認識的方法可以如此迥異。科學化驗所得的成分分析，並沒有辦法推導出本草典籍或方劑典籍所載錄的這些臨床功能療效。

傳統本草對於萬物的認識，從來不是把一樣東西從時空環境裡抽離出來。這跟西方醫學擺在培養皿裡、放在顯微鏡下檢測是非常不同的。西方醫學想要排除所有的特殊性，可是傳統醫學保留這些特殊性，將本草擺在時空環境裡邊來探究藥物的療效與功能。既然本草的療效與它所處的時空環境有關，以下我們就從本草存在的三個空間，來了解這些藥物的藥性是怎麼樣被詮釋與發現的。

本草的三個空間：生長環境、炮製過程及進入人體後

首先我們要聊的是本草的生長環境。一味藥的療效跟它生長的時空密切相關。了解這個本草生長在什麼樣的自然環境裡面，跟怎麼樣的大自然互動，才能了解這味藥物的療效跟全貌。這就是傳統醫學所說的「性隨時異」、「性隨地異」，不同的季節、不同的空間，療效會隨著時序空間而有不同。

談完了自然環境，那難道這樣的環境不能人為製造嗎？所以接著就來談中藥的煉製、炮製過程。既然自然環境會對藥物的療效有這麼重大的影響，我們當然也可以製造一個環境，來讓這個藥物與這個環境的特質同頻共感，來達到原本天生自然的環境沒辦法給這味藥的療效。也就是在煉製過程當中，本草的藥性跟功用主治會隨之產生變化。

最後談進入人體。本草學固然是讓人們認識本草的物理與藥性，但是傳統醫學的本草學跟西方的植物學非常不同。傳統本草好像完全不關心那些跟人體無關的論述，而只在意本草如何照顧人體，跟人會發生什麼樣的關聯。所以在認識本草的歷程中，傳統醫家除了要留意自然環境和炮製過程對於本草的療效有如何的影響，最後還要觀察當這個本草入口、進了人體以後，它的升降浮沉跟作用場域是怎麼回事，我們對一味藥的認識才告完成。

前面提到不同的時空環境，提到「性隨時異」、「性隨地異」，都會對本草的療效發生影響。在這裡要舉一個很有趣的例子，那就是「露水」。當這一滴露水停留在哪兒，不同的時空

在百草頭者	愈百疾，止消渴，令人身輕不飢，肌肉悅澤
柏葉上露	主明目
百花上露	令人好顏色
韭葉上露	去白癜風
凌霄花上露	入目損目
稻葉上露	清肺和中
荷葉上露	辟暑清熱
芭蕉葉上露	明目駐顏

環境、不同的季節，這滴露水的療效居然就會完全不同。

醫家在記載露水的功用的時候，會區分這露水是停留在百草頭（就是所有的草的頭頭、尖尖的地方），還是停留在柏樹葉、百花、韭葉、凌霄花、稻葉、荷葉、芭蕉葉。你會發現，隨著停留的地點不同，就有完全不同的性質跟療效。這就是本草傳統中所謂的「性隨地異」。我要強調的是，哪怕這個空間環境只在方圓之間這麼小，也會有巨大的影響。

談完「性隨地異」，接著要談談「性隨時異」的例子。隨著節候的不同，會讓本草具備完全不同的療效。比方說秋露，在秋分時採集的露水，具備清降肅清的特性。所以造酒的時候如果用了秋露，那麼喝了就有清肅之功。

接著看跟我們的生活休戚相關的茶葉。很多人買茶的時候會說：「老闆，給我一包春茶。」為什麼選春茶？因為春天時，這茶葉得到「春生之氣」。這春生之氣，「可升可降」，可以幫助我們「清利頭目」。不知道各位是不是跟我一樣，如果起床時覺得有點昏沉昏沉的，好像睡得不夠。這時就可以來點茶，除了可以

「清利頭目」還能「肅清上膈」、引熱下行，覺得整個人變清爽了。

再來看「櫻桃核」這味藥。因為櫻桃通常是在三、四月間採收，會得到「正陽之氣」，因此「辛熱達表」，可以「透發痘疹」。

從以上的例子可以清楚地看到藥性跟空間、時間的密切關聯。自然環境與藥性之間的關係，是一種相似特性的傳遞與接受，就好像《荀子・勸學》所說的：「蓬生麻中，不扶而直，白沙在涅，與之俱黑。」藥物的性質可以歸因於相似的環境條件，因為藥物跟時空環境的相關性，產生藥性治療的功能的差別，這正是傳統一種「同聲相應、同氣相求」的思考方式。接著談第二個空間：藥物煉製的過程。既然自然環境的特性會傳遞給藥物本身，產生功效，那麼人造的環境也可以讓藥物分享。人造環境的一些特質是為了成就自然環境沒辦到、而我們需要的藥性，這就是炮製煉製的目的。然後這些特性會傳遞到服食之後的人體裡，在體內發生相似的作用、產生相應的療效。

舉個例子：「神麴」。神麴就是閩南人說的「紅糟」，日本也有「米麴」，讓你方便烹調魚、肉的一種調醬。在本草典籍裡提到關於藥的味道，所謂「辛甘無降」，一旦藥有辣的、甜的這樣的味道，這種藥物到人體內就不會往下走，而會往上走。又說「熱無沉」，藥性是熱的，就不會往下走。「辛甘」的味道會發散。所以如果需要一種藥能宣、行氣、幫助消化、化痰這樣的功能，所需要的氣性就是發散，而神麴就具備這種辛、甘、溫的特性。《本草備要》提到神麴「化水穀，消積滯」，能夠幫助消化宿食。如果你吃飽很久了，還覺得吃進的東西還沒消化，或者有些人吃完容易打瞌睡肚子脹脹的，就可以在料理裡邊加一點神麴。以上就是神麴所謂的宣、行氣、化痰、消食的功能。

我們知道神麴需要具備這樣的功能了，那該如何炮製，能讓藥的效果更好？當一個藥材已經被採回來、離開原來的生存環境了，傳統醫家可以讓它進入人造的環境裡，給它一個催化或型塑藥性的炮製程序。比方說醫書上神麴的造法會挑很特殊的時間——五月五日端午節或者六月六日天貺節。端午節天氣熾熱，是陽氣最盛的時候。天貺節在江浙一帶是要曬書的日子，特別的熱。在這麼熱的時候造麴，目的就是要參贊、增添神麴這味藥「辛甘發散」的藥性，讓它幫助消化的功力更強。傳統醫家為神麴製造人為環境，讓這藥更能滿足身體的需要。

各位讀到這是不是有些靈感了？比方說你想吃薑，該吃生薑還是乾薑呢？要是你身體有點寒，就透過烘乾機、太陽光把生薑的水分完全去除，讓它徹底乾燥，它的藥性就會熱一些。或者你要吃蒸麵包還是烤麵包呢？我自己有時候買一些吐司麵包，吃不完的放在冷凍庫。現在拿出來該用蒸的呢？還是可以讓它上火一點，用烤的？或者你要吃肉，該選哪一種？要是你已經上火了，就吃蒸煮的肉，比方說豉汁蒸排骨；要是想再寒一點，那就是苦瓜排骨了。如果你說：「老師，我沒上火呢。」那就稍微暖一點，吃個蒜泥白肉吧，不這麼寒了。你想要再暖一點，就煎個肉排吧。要是你說：「老師，我冷著呢，我不怕熱。」那你吃點炸物倒也還好。像這樣對本草溫、涼、寒、熱的認識，其實可以活用在每天日常生活飲食的安排。

方才說了，每一味藥味的療效、功用，會受到它自然環境、人為環境、進入人體這三個空間條件的影響。但這是一種原則，或許有人懷疑：「是不是我們在所有本草典籍看到每一味藥的療效，就是這樣推測而來的？」那不然，其實傳統醫學奠定的基礎，還是非常講究經驗所得的結果。所以有了這番推測之後，還會在實際的臨床應用裡面了解藥味跟人體的互動，確認它的功效究竟是什麼。也就是傳統醫家會等藥物見諸經驗的療效，才建立所謂藥性與其自然時空環境之間的關聯性。假設臨床結果否定了原先根據這個本草所存在的時空環境做的藥性推測的話，那傳統醫家是會以臨床證據所顯示的藥性為主的。最有意思的是，「照顧人體」是非常重要的認識關鍵。任何無關乎人體的本草性質，在本草學研究者的心目中是絲毫不具意義的。本草學固然是由認識本草出發，但是認識活動本身的終結必須達到照顧人體的目的。這也就是為什麼我們剛才講的，在認識本草的歷程裡，除了留心它在自然環境所具備的療效，以及在煉製過程當中所產生的功能，尤其關注這種本草服食到人體之後，在體內的升、降、浮、沉導致的作用場域，一個醫者這才能決定要開某味藥到某個方劑裡供人服食。

以下就來看這第三空間賦予的療效是怎麼被定義的。也許因為我的父親母親畢業於臺大藥學系，都是藥劑師，而曾祖父、祖父都是中醫師，所以我從小會接受兩種觀念與訊息，一顆藥丸進入人體，跟一種藥引進入人體，兩種完全不同的觀念與訊息。前者西藥，所謂的飽和劑量，就是要看這顆藥錠或其他劑型進入人體之後，在血中濃度會是多少，是不是達到治療的需要。可是在學習傳統醫學的時候，會認識「藥引」的概念。今天要進補，是要補在「上焦」還是「下焦」？要退火，是要退「上焦之火」還是「下焦之火」？這當中，藥引子跟藥舟就扮演了超級重要的角色。我想這就是所謂的對人體的整體觀照，使傳統醫家會非常重視要治療的部位，然後選擇用什麼藥，把整體方劑的療效帶到最需要治療的地方。

所謂「藥舟」就是「藥之舟楫」。有一味藥，是專門幫忙把藥物的療效往「上焦」帶的，那就是桔梗。在桔梗的敘述裡面非常有意思，說「鐵石入江，非舟楫不載」，如果鐵石要被投放到江水裡，當然要有船來承載才能不沉。比方說喉嚨疼，不管用什麼退火消炎的藥方，都很可能會加一味桔梗，因為它會幫忙把這些藥作用在身體的上部。

而相對的，也會有藥幫忙把整個方子要發生的療效帶到身體的下部。比方說牛膝這味藥，能治療男子陰消、老人失溺、痿痹、腰腿之疾，這些症狀都在下半身。所以有些方子裡常會加個牛膝，讓這些藥精準地到達下半身。舉個例子，如果是補益腰腎的藥方或藥膳，而你需要補益的地方可能是下焦、腿或膝蓋，那很可能就會添加牛膝這味藥了。

傳統醫家用來推斷本草作用場域和升降浮沉，這些整體的觀照是有普遍意義存在的。比方本草的質地或密度，如果是輕虛的就會往上浮；是重實的（實心的、重的），就會往下降。而味道如果是辛辣的、甘甜的，就會往上走；酸的、鹹的，就會往下降。至於氣，則跟大自然氣流相似，如果是熱的、暖的、溫的，會往上走；是寒的、涼的，會往下走。

每一味藥都具備它的輕重、密度、氣味，也就有了相應的升、降、浮、沉，以及進入人體以後的作用場域。我們可以配合自身的狀況，到底是哪個身體部位需要治療，你希望把什麼排掉嗎？從下瀉掉嗎？還是要從體表發汗、汗解掉？根據需要來挑選相應的本草、相應的功用主治。而這一切的描述，就是以陰陽五行的理論為基調建構起來的。

本草學的陰陽觀

接下來，我們要進入本草學中的陰陽觀。透過醫家經典，可以發現「陰陽」的觀念在本草的經典中出現甚早。《黃帝內經》說：「陰陽者，天地之道也。」（〈陰陽應象大論〉），它是何等重要的理論架構。又說「生之本，本於陰陽」（〈生氣通天論〉），我們一出生就跟陰陽脫不了關係。「人生有形，不離陰陽」（〈寶命全形論〉），我們有這個形體、有體表、有內在臟腑、有身體的上部、身體的下部。這些陰陽的概念很早就存在於醫家經典裡了。

前面提到傳統醫學對於本草的觀照，很重視藥味入口服食之後跟體內的互動；也談過每一味藥的質地（密度）、氣、味，造就了服食之後在人體內的升、降、浮、沉。而升與降，浮與沉，上面和下面，表與裡，都是兩兩相對的概念。所以在整體觀的需求下，本草學者就利用了「陰陽」這一組相對的分類概念，建構起本草的理論來。

既然每一味藥物都有各自的體（密度）、氣（溫涼寒熱）、味（酸苦甘辛鹹），也就有了各自相應的浮、沉、升、降的特質。先從「體」來了解，我喜歡用「密度」來說明。

	陰陽之義	升降浮沉之義
體	輕清升浮	輕虛者浮而升
	重濁沉降	重實者沉而降

所謂的「輕清升浮」，可以說是陽；「重濁沉降」，那就是陰了；「輕虛者浮而升，重實者沉而降」，質地只要是輕輕的，都具備升浮的效用，被歸類為陽；質地重濁的，就具備沉降的作用，被歸類為陰。

我常在上本草學的時候會帶兩小袋藥材到教室去。其中之一，就是剛剛提過的麻黃。每個同學一倒出來拿在手上，天啊！如此地輕虛，好像完全沒有重量一樣。換成一小塊的熟地，哇！那就是沉沉的了。拿在手上，隨著密度的疏鬆跟紮實，那個升降、浮沉的感覺就會出來。

而質性當中，所謂的酸、苦、甘、辛、鹹，屬於味道。辛辣味、甘甜味會往上，作用在身體的上部，就像吃麻辣鍋容易發汗。那比較酸、鹹的東西，就往下走了。我覺得上面講的密度跟味道，是一般人比較容易體會的。至於醫書裡面講的溫、涼、寒、熱，我小時候挺困擾的。我想這塊粉光參，都放在冷凍庫這麼久了，怎麼爺爺還是告訴我它是溫熱之品呢？為什麼沒有因為我把它冷凍而變成寒的體性呢？傳統醫學講的溫、涼、寒、熱到底是什麼？又說萬物都是「氣聚而生，氣散而亡」，那溫、涼、寒、熱到底是什麼樣的存在？

我個人有一次挺珍貴的經驗。一九八九年七、八月我到北京找資料，順道找一位當時很有名的氣功師荀雲昆先生。那天剛好我亂吃了一塊太硬的牛排，導致胃腸不太舒服，就趁機想要探訪奇人。我朋友有人認識荀大夫，就把我帶去了。

荀大夫坐在我的對面，他說：「蔡小，妳請坐。」我沒有告訴他我的任何症狀，他坐在對過，在完全沒有接觸到我身體的情況下，把氣發到我身上來，然後就告訴我：「蔡小，妳胃寒。」他想要讓我跟同行的兩位女性友人體會一下什麼叫「胃寒」。於是叫我平躺在客廳的診療椅上，要我把衣服稍微撩一點起來，他把手掌放在我的胃腸上方大概距離二十公分左右。然後就跟我兩個同行的朋友說：「妳們也過來感受一下。」我那兩個朋友就學荀大夫那樣，把手掌放在我的胃上方，一放上來就尖叫了一聲。聽見她們那麼驚訝，躺著的我也趕快把手放在我胃腸的上方。哇！那一剎那，我的尖叫聲不亞於她們兩位。我感受到什麼？我感受到一股寒氣像冷氣一樣吹到我的手掌。難怪大家都尖叫了。我那一剎那深刻地感受到，原來在醫書我一直讀到的溫、涼、寒、熱，是具體可感的！如果你體內熱氣太多，而有氣功師能幫你排出來，排出來那一剎那，倘依此類推，極可能你會感受到的是熱氣，反之亦然。當然這是我個人生涯一個忘不了的經驗，就在這裡當個小例子跟大家分享。

我要特別強調的是，「陰陽」，跟「冷熱」、「上下」一樣，是在相對比較的狀況下產生的。如果把味道跟氣性做對照，那麼味道是比較明顯的、重實的，氣是比較飄渺的。所以味道就算是陰，氣就變成陽。

而就氣性的溫、涼、寒、熱來說，作用在上部的、表面的辛甘之品屬於陽；會往下帶的涼

上竅；「清陽發腠理」，腠理就是皮表，會作用在我們的汗孔。如果服用過傳統中藥，不管是麻黃湯、桂枝湯、大青龍湯，在你服用後十五分鐘到半小時之內，可能就發汗了；「清陽實四肢」，屬陽的藥會作用在四肢，像桂枝這樣的藥，吃了以後四肢馬上暖了起來。

〈藥性總義〉又說：「陰味出下竅」、「濁陰走五臟」、「濁陰歸六腑」。屬陰的藥我們舉個例子，像大黃這種寒涼之品，吃了以後就拉肚子了，那不就是「出下竅」嗎？從以上的說明，我們可以理解本草典籍中的「陰陽」。首先，這堂課的開始提到本草本身質性的陰陽，它的密度、味道、氣性。而這個質性的陰陽會影響本草服食到體內之後的作用場域，這也就影響了作用場域的陰陽。而本草作用場域的陰陽使得本草具備不同的功用主治，也就形成了所謂藥物的功用主治的陰陽了。

所以當我們翻閱所有的本草經典，會看到好多藥被說為「純陽之品」，而分析這些所謂純陽之品的藥，會發現它們對於我們的精、氣、血多半都具備溫、暖、補、養、壯、強、健這樣的功用主治。相對地，不是純陽之品，屬於陰者，就容易有寒、瀉這類的功用主治。

綜上所論，決定一個藥物的陰陽，含括了以上講的密度、味道、氣性，甚至於服食過程中藥的溫度。但是不要忘了，我們很少直接吃單一味藥，就像炒菜也常常不是只有一件食材。所以在方劑中，藥的氣性、溫涼寒熱又會受到彼此的互動變化與制約的影響。最後才會知道這一

本草典籍的陰陽指涉		陽	陰
質性的陰陽	密度的陰陽	輕 虛	重 實
	味道的陰陽	辛 甘 淡	酸 苦 鹹
	氣性的陰陽	溫 熱	涼 寒
	溫度的陰陽	熟\沸	冷\生
	生發季節的陰陽	隆冬獨秀，先春開放\三月四月開花，五月夏至時候便枯	不堪隆冬
	雌雄\老少的陰陽	雄；老雄則陽氣充溢	雌
	物體部位上下的陰陽	居清高之分\本乎天者親上（如雞冠）	低下
	生存習性的陰陽	鼻常反向尾	首常藏向腹
作用場域的陰陽		升 浮	降 沉
功用主治的陰陽		溫 補	寒 瀉

個藥方、這一盤菜，或者這一味藥、這一味食材到底有什麼樣的屬性與療效。就是從上面講的陰陽屬性一個個累疊而成的。

每一味藥材、每一件食材從它的生長環境、炮製過程、烹調過程，服食入人體之後作用在身體的場域，以及這件藥材、食材它本身的密度、味道、氣性各種千差萬別的差異，決定了這一味藥材或食材它的藥效跟功能。然後再依據各個完全不同的人體，需要什麼、什麼對是最合適的，搭配之後再跟人體結合，使這個藥方或這道菜和人體能夠相加成就一個更調和的宇宙，這樣的概念是深深地扎根在傳統醫學裡的。

前面我們用很長的篇幅敘述了本草學中的陰陽觀，就講到這。我們整理成這個表格，大家可以稍微複習一下。

本草學的五行觀

緊接著要談的就是本草學中的「五行觀」。過去的研究者，有人把五行金、木、水、火、土當成希臘哲學或者印度哲學的宇宙基本元素，但事實上並不是這樣。首先在這裡要說明的是，為什麼有了陰陽觀還需要五行觀。

傳統醫學很重要的特色是整體觀——不把眼睛挖出來認識眼睛，而是把眼睛放在整個人體五臟六腑、經絡的脈絡裡來認識眼睛。如果將人體視為一個整體，需要認識的東西並不只有上下、表裡這麼地簡單。比方說臟腑之間互相傳導、制約、影響的複雜關聯，傳統醫學就是用五行說來統籌的。除了臟腑、經絡可以用五行說來統籌，藥物本身青、赤、黃、白、黑不同的顏色或者氣味之間彼此的關聯，都是用比較複雜的五行說來加以論述。傳統醫學對於本草在自然環境中的性質作用的掌握，以及在人為製造環境和進入人體之後作用的經絡臟腑，都不是能藉單純的陰陽相對概念，能以升降、表裡這麼簡單的二元化對立能夠建構的。在五臟六腑之間這麼複雜的傳導，或者五種味道之間彼此的牽動和制約，這些輔成消長的關係就是由五行說來建構、來掌握的。

在五行說裡，有一個特別有意思的特色，就是五個單元間相生相克的關係：

一、在五行五個分類中，每一個單元必須剛好生一個單元，又被另一個單元所生；

二、每一個單元可以克一個單元，又被另一個單元所克；

三、任兩個單元之間一定存在一種生克關係，而這個生克關係是固定的，不能一會甲生乙、一會甲克乙，必須是固定的；

四、一個單元對自己這個單元沒有生克關係。

各位喜歡算數學的朋友可以自己覈算一下，會發現天地間只有一個整數，滿足了上述這樣的需求——就是「五」。「五」能形成一種最平衡穩定的和諧。那到底金、木、水、火、土之間是什麼樣的生克關係呢？

有學生跟我分享過，他為了應付考試怎麼記，想了一套超容易理解的辦法。所謂「木生火」，木頭當然是可以拿來生火的呀，那生火之後剩下灰燼，不就是土了嗎？所以「火生土」。然後「土生金」，埋在泥土裡的是礦物、是金屬。再來「金生水」，這些金屬如果不斷不斷地加熱，會變成液體。最後「水生木」，植物都需要澆水的。是不是很好記呢？

再來看相克的關係。首先「火克金」，火一直燒一直燒，金屬不就被融化了嗎？接著「金克木」，吳剛伐桂，斧頭砍了樹，斧頭不就金屬做的嗎？而「木克土」，古代鬆土的農具一開始就是木頭做的。當然你也可以想像，樹木種植在土壤裡，樹根也會不斷入侵深入土壤之中。接著、「土克水」，兵來將擋，水來土掩嘛。「水克火」，更容易理解了，火災當然拿水來救。

當我們瞭解什麼叫金、木、水、火、土，以及它們彼此間的生克關係，瞭解了作用意義的

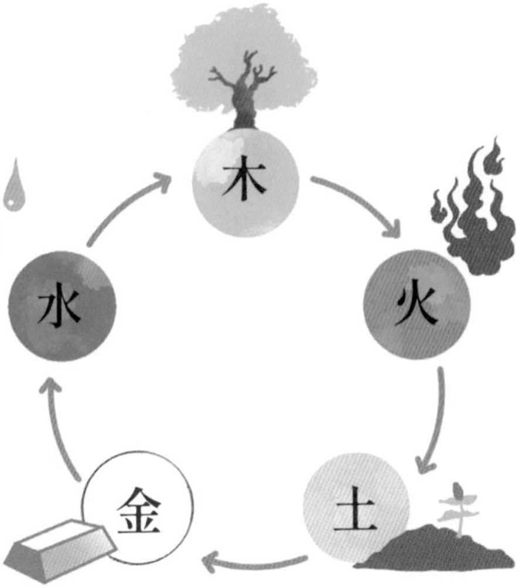

相生

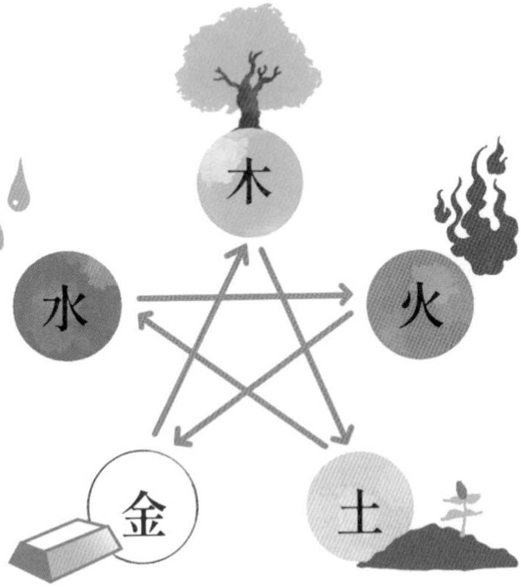

相克

五行之後，我們接著詮釋什麼是「實物配應觀」。就是五臟會跟金、木、水、火、土相配應。心臟屬火、肝臟屬木、脾臟屬土、肺臟屬金、腎臟屬水。既然五臟有了五行的配應，那金、木、水、火、土之間相生、相克的關係，自然也就讓學習者理解存在於五臟之間的密切關聯了。而我們的形體，精、氣、神也可以在五行的架構中被統整起來。這是作用意義的五行走向配應特定實物的五行。

介紹完五臟跟五行的實物配應，再來講本草的五種味道跟五行的配應關係。五種味道指的是酸、苦、甘、辛、鹹，酸味，屬木，最容易進入肝臟；苦味屬火，最容易進入心臟；甘甜味屬土，最容易進入脾；辛辣味屬金，會進入肺；鹹味屬水，會入腎。

我記得有一次在一個學術場合遇到楊玲玲博士，她告訴我：「蔡璧名，中醫經典裡面的三個字，我就可以指導一篇博士論文了，比方酸入肝。」楊博士指導研究生把所有治療肝臟的藥劑，特調成酸味和沒有酸味來看酸味對肝臟療效的影響，用很多臨床數據來證成經典的敘述，發現確實能在經驗現象中找到依據。

我們來瞭解一下，五種味道各具備什麼樣的功能。將來各位吃東西的時候，可以去感受一下，是不是五種味道各自具備這些功能。比方說酸味能收濇；苦味能瀉、能燥；甘美之味能補、能和、能緩；辛辣之味能散、能潤、能橫行；鹹味能下、能軟堅；淡味能利竅、能滲泄。

這就是所謂的五味之用，也就是從漢代到清代的一百多本本草書，本草學者都發現味覺可感的味道跟進入人體後發生的作用具備驚人的對應規律。

五味之用的生活實踐

我們來看一下整理好的表格。

味	五味之用（主治）	五味之義（場域）	藥（例如）
甘	補益、調和或緩和	入脾胃	甘草、白朮、山藥、蓮子、粳米、糯米
辛	散風寒、潤燥、橫行走竄	入肺	防風、麻黃、桂枝、杏仁、香附
淡	利竅滲泄		茯苓
酸	收濇	入肝	酸棗仁、山茱萸、烏梅
苦	瀉火、燥濕	入心	黃連、黃芩、豬膽汁
鹹	瀉下、軟堅	入腎	澤瀉、食鹽

所謂的五味之用，不同的味道會作用到不同的作用場域，產生相應的功用主治。講兩個很實用的例子，不知道各位是不是跟我一樣喜歡做菜？如果喜歡做菜的你也喜歡喝咖啡的話，就能領會一個道理。就像好喝的咖啡在舌尖綻放的味道是有很多層次的，所以你在廚房裡也會準備不只一種酸味，比方各式各樣的醋；不只一種甘味，各式各樣的甜。我會把一些具有甘味的中藥材擺在廚房裡，本草書裡說甘草就是甜草，可以當甜味使用。而且像甘草、麥芽糖、甜菊葉這種純天然的藥材，沒有砂糖吃多了喉嚨會變乾的缺點，當然我們是絕對不用味精的，對吧？

講到甘草可以當甜味使用，我覺得講任何一味藥，最重要的是告訴大家：什麼樣的藥材不能買、不能吃。甘草如果中間黑黑的就表示有毒，絕對不要購買。[1]講到有毒，甘草也是可以解毒的。所有的飲食菜果，尤其是牛、羊肉，如果有一點毒性，加一點甘草是可以解毒的。[2]可是古籍中會強調甘草加到食材裡面的用量很小，一旦用多了就太甜了，「中滿症忌之」，[3]平常胃腸容易脹脹的、不能一吃完飯很快就消化的人，是絕對不能吃過多、過甜的。

剛提到吃藥絕對要避免有毒，我在讀本草學的時候，非常震驚的是醫書會不斷地提醒，甘草跟一種肉是相忌的，那就是豬肉。[4]也就是如果豬肉料理裡面需要有一點甜味，那是不能選擇甘草的。可是換作是牛、羊肉，加入一點甘草除了甘美好吃之外，還可以解毒。

雖然說甘味之藥可以補、和、緩（補益、調和、緩和），但是甘草的用量這麼少，就不提補益之效了，來講它調和跟緩和的效果。甘草能讓熱藥不那麼熱，寒藥不那麼寒。意思是如果今天甘草跟一味很熱的藥一起使用，那很熱的藥就不那麼熱了。如果是一劑寒熱相雜之藥方，加一點甘草就能調和諸品。就像一群人如果差異性太強烈，就容易起爭執，而甘草像個和事佬，所以我們稱甘草為「國老」，能調和諸藥。[5]

之前提過桔梗、牛膝當「藥舟」的概念，那甘草呢？甘草可以進入所有的臟腑，亦可「通行諸經」，可上可下、可補可瀉。[6]比方如果是氣藥，走氣分或者是補氣的，甘草就會陪著走入氣分去補氣。如果換成血藥，是走血分或補血的，甘草就跟著治血分去補血了。因為甘草劑量這麼小，它跟著什麼樣的方劑，就是能調和諸藥而達到相應的功能。

1 清・張璐《本經逢原》「甘草」條下云：「中心黑者有毒勿用。」
2 宋・唐慎微《證類本草》「甘草」條下云：「又方：食牛、羊肉中毒者，煮甘草汁服之一、二升，當愈。」又清・程履新《山居本草》云：「凡飲食菜果中加入些些，可免毒害。」
3 元・李杲《用藥珍珠囊》「甘草」條下云：「中滿者禁用之。」
4 唐・甄權《藥性論》「甘草」條下云：「君，忌豬肉。」
5 金・張元素《醫學啟源》「甘草」條下云：「調和諸藥相協，共為力而不爭，性緩，善解諸急，故有『國老』之稱。」
6 清・劉漢基《藥性通考》「甘草」條下云：「入心肝脾肺腎，能走諸經。有補有瀉，能表能裡，可昇可降。」

接著我想聊一下，可能很多人會輕易使用的大棗，也就是紅棗。在藥用或者取用甜味時，我們會把紅棗擘開，周全一點的人甚至會像抽蝦沙一樣把籽拿掉。紅棗味甘，能補、能和、能緩，能調和脾胃、可升可降、調和百藥，藥性跟甘草很像。[7]但是「甘令人滿」，[8]肚子容易脹脹的或消化不良的人就不適合吃了。

我常用人的體型來形容甘味之藥——像個胖子。如果是白朮，那就是個大胖子；甘草、大棗就是個小胖子。為什麼叫胖子？就是一旦服食到人體裡，它自己有點動不了，所以吃下去之後，雖然能夠作用在胃腸、到達胃腸，可是就會停在那不動，胃腸就跟著不太能動了，這就是所謂「中滿症」。那這時候要拿什麼來搭配呢？如果已經拿大棗來當甘劑、甜味，那只要加一點薑，就可以幫助這個胖子移動。所以大量的《傷寒論》方劑裡面，薑、棗經常是同用的。一般方劑裡的比重，如果生薑是三片，大棗大概就是十二至十五顆。這樣一來，吃下去以後就既有大棗的那一點甘味，而且不會膩膈、不會中滿，可能就是更理想的調味了。

說完甘甜味的藥或食材能補、能和、能緩之後，介紹一下辛辣味的藥。很容易理解，辛辣之味可以幫我們發汗，把入侵人體皮表的風寒從汗帶走，也就是所謂的能散風寒，能橫行、走竄這樣的功能。在這裡我要介紹家家戶戶都會用到的蔥、薑這兩味藥，或說這兩樣食材。平常做湯，醫書裡要我們拿蔥白。拿蔥白來做湯除了好喝之外，因為它有辛溫之味，所以可以幫助發汗。一旦你有那麼一點傷風、傷寒，喝了也就驅散風寒了。[9]

至於傷風、傷寒在傳統醫學裡的描述，最輕微的症狀叫做感冒。這種情況，蔥白是可以達到一定的治療效果的。前面提過這個「冒」字，就是把一個罩子、一塊布或是什麼的罩在人的頭上。各位有這樣的經驗嗎？尤其疫情期間如果到比較多人的地方，回到家可能會覺得有點昏，好像頭上罩了一層什麼，不是那麼輕盈。如果更嚴重，你可能會頭疼、肌肉痠痛，甚至於連骨頭都覺得發痠了。

如果是感冒初期，可以用手抓一握的蔥，只用蔥白的部分，再加一些淡豆豉煮個湯，可能喝了也就好了。[10]如果嚴重到頭痛欲裂，這時候可以用半斤蔥白，但這麼嚴重的症狀，請注意要連著蔥白的頭部（也就是根部）一起使用，因為蔥白的根是藥性最強的地方，[11]再加上生

7　明・滕弘《神農本經會通》「大棗」條下云：「局云：河東大棗味甘平，能助人身十二經，正胃養脾能益氣，調和百藥有功成。」

8　元・王好古《湯液本草》「大棗」條下云：「中滿者勿食甘，甘者令人中滿。」

9　漢《本草經》「蔥實」條下云：「其莖可作湯，主傷寒寒熱，出汗，中風面目腫。」又魏晉《名醫別錄》亦云：「其莖蔥白：平，治傷寒骨肉痛，喉痺不通。」

10　明・李時珍《本草綱目・菜部》「蔥莖白」條下附方「感冒風寒」注引《瀕湖集簡方》云：「初起即用蔥白一握，淡豆豉半合，泡湯服之，取汗。」

11　明・倪朱謨《本草匯言》「蔥白」條下曰：「葱白解表，葱實補中，葱葉去毒，葱根止頭痛。」

薑二兩煮湯服用。[12]生薑二兩這個劑量很大，一般《傷寒論》仲景方裡，生薑通常只會出現三錢，大約三片，二兩相當於二十片，是相當多的。這個食療是在沒有醫生指導的情況下，雖然只是廚房裡的菜餚，也不要喝多，小小劑量服用，發現汗發了、症狀好了，就可以停止服用了。如果是對付「時疾」，也就是流行性的時疫，古方裡面會用二十根的蔥白，加上米煮成粥。[13]除此之外，蔥還可以對治魚跟鱉的毒性，[14]所以烹調魚的時候加點蔥，是再適合不過的了。

但是在這裡要強調的是，即便像蔥這麼平常的辛香料，但它終究是辛散之藥，所以是不能過服的。一旦蔥用得過多，尤其是綠色的部分，有可能會導致發散太過的後果。[15]你會發現，越是學習傳統醫學的人，對用藥的劑量越是謹慎；在廚房做菜時使用的劑量，也會注意是不是恰到好處。

接著來聊聊，廚房也時常使用的薑。我們平常覺得用藥要謹慎，但容易在使用一些食材的時候就忘了。之前跟大家聊過，一個我研究所時代的好朋友，她非常困惑地問我為什麼她那麼頻繁地發燒，想找我把把脈，給些意見。我那時候正在趕論文，就說：「等過完年幫妳看吧。」沒想到她特客氣，過年的時候自己包了一些水餃拿到我家去。結果我還沒回家，水餃煮好了，我的家人也吃了，馬上電話告訴我：「哎呀，難怪妳這個朋友那麼容易發燒，薑放太多了。」正因為這種辛散、辛烈之藥用太多，是會散氣的。因為能散，橫行走竄，所以你的正氣，乃至於真陽之氣，可能就會有一點虧損。這麼說你可能覺得太嚴重了，但是到古醫書裡一看，就會發現吃薑是有禁忌的。

春天的時候吃薑，確實可以幫助生發，[16]當然也不能吃太多。什麼叫太多？《傷寒論》仲景方一般出現薑，大概就三片，所以我平常自己做菜，如果這碗湯是一個人這餐或今天之內會喝完，那只會放三片薑；如果有個朋友一起來吃，可能就放六片。也就是說，薑在我心裡必須有個精準的、恰到好處的劑量。

夏天是可以放心吃薑的季節。因為夏天在體內的熱必須要發散出來，不能把熱蓄積在體

---

12 元・王好古《湯液本草》條下引《活人書》云：「傷寒頭痛如破，連鬚蔥白湯主之。」。又明・李時珍《本草綱目・菜部》「蔥莖白」條下附方「傷寒頭痛」引《活人書》云：「如破者。連鬚蔥白半斤，生薑二兩，水煮溫服。」

13 明・李時珍《本草綱目・菜部》「蔥莖白」條下附方「時疾頭痛」引《濟生秘覽》云：「發熱者。以連根蔥白二十根，和米煮粥，入醋少許，熱食取汗即解。」

14 宋・蘇頌《圖經本草》「蔥實」條下云：「凡蔥皆能殺魚肉毒，食品所不可闕也。」又明・穆世錫，《食物輯要》「蔥」條下亦云：「殺一切魚鱉毒。」

15 明・倪朱謨《本草匯言》「蔥白」條下曰：「大抵此劑，辛烈之性最甚，而發散之功最多，若多食則昏人頭目、損人元氣，蓋因走散之力大也。」

16 明・陳嘉謨《本草蒙筌》「生薑」條下引《本草約言》云：「春初啖薑助生發。」

內，所以夏天吃薑是不忌的，比較沒在管劑量。[17]但是最需要注意的季節是秋天。陳嘉謨的《本草蒙筌》有一句話寫得好驚悚：「秋後泄氣損壽元」，不只會泄氣，還會影響年壽。[18]這話就說得很重了，為什麼呢？一方面薑會泄掉肺氣，另一方面還會影響眼睛，因為血分也會受到辛散之味的影響，薑吃多了真陰受損，就會讓眼睛變得不太行。[19]以前我有一個老師，年少的時候常去四川旅行，他說四川人吃得過辣，所以到一個歲數以後眼睛都不太行，很容易流眼淚，或是覺得眼睛不再那麼清明，這都是辛散之品在秋天食用時要特別注意的。

入夜之後也是不太適合吃薑的，尤其是秋夜，那又比秋天更要謹慎，[20]否則久服傷陰損目。所有的辛散之品，吃過多都會「傷陰」。什麼人覺得血不太夠？血不太夠會讓人晚上睡不好、覺得很燥熱。怎麼知道是血不夠呢？因為你既覺得渴，又不想喝水，這叫「血渴」，代表血分的匱乏。

聽到這裡，各位可能會覺得跟過去對於蔥、薑的認識有很大的不同。就可以理解想要吃得好，真的不只是吃得高檔、吃得好吃，或者在講究真食物、全食物、沒有添加人工調味或是沒有重金屬，除此之外，還要找溫、涼、寒、熱氣性合適自己身體的，配合著季節，配合著感官，眼睛、耳朵、鼻子、嘴巴或者臟腑的需要，給自己最合適的食材與調理方式。

下一個類型的本草或者食材味道很淡，屬於淡味的，通常就具有利竅滲泄的功能。比方說薏苡仁能幫忙排除體內多餘的濕，所以可以消水腫。[21]所謂「藥食同源」，食物就是藥，有的藥也是常見的食材，有的則常當藥使用而很少當成食物，它們彼此之間相區相別、相鄰相友，可以排列成很漂亮的光譜。比方說你有一點濕，那就吃薏苡仁；再濕一點，如果不是熱性的就用茯苓，熱性的就用豬苓（再更濕一點，可能就會選用澤瀉了；除濕至極的大戟、芫花、甘遂，則因藥性強峻而鮮少使用）。就這種利濕之藥也有從輕微到強效的不同。

接著講酸味，酸味能夠收濇。下次喝烏梅汁你可以感受一下它收濇的功能。

苦味可以瀉火，像黃連或者蓮子心，那種苦苦的滋味就可以退火。

鹹味常常有瀉下或軟堅的功能，比方說食鹽。當然，所有的食材或藥材都要恰如其分、恰

---

17 明．李時珍《本草綱目》「生薑」條下曰：「夏月火旺，宜汗散之，故食薑不禁。」

18 明．陳嘉謨《本草蒙筌》「生薑」條下引《本草約言》云：「秋後泄氣損壽元，夜氣斂收尤全禁。《論語》雖曰：『不撤薑食』，然必食之以時，又不可過於多爾。」又明．李時珍《本草綱目》「生薑」條下亦曰：「杲曰：古人言：秋不食薑，令人瀉氣。……辛走氣瀉肺，故秋月則禁之。《晦庵語錄》，亦有秋薑夭人天年之語。」

19 明．李時珍《本草綱目》「生薑」條下曰：「食薑久，積熱患目，珍屢試有准。」又清．沈金鰲《中醫要藥分類》「乾薑」條下引《神農本草經疏》亦云：「生薑、乾薑、炮薑禁忌略同，大約久服傷陰損目，誤服亦然。」

20 宋．唐慎微《證類本草》「生薑」條下引《孫真人食忌》曰：「正月之節，食五辛以辟癘氣，一日薑。又方：八月、九月食薑，至春多眼患，損壽，減筋力。」又元．王好古《湯液本草》「生薑」條下云：「問曰：人云夜間勿食生薑，食則令人閉氣，何也？曰：生薑辛溫，主開發，夜則氣本收斂，反食之開發其氣，則違天道，是以不宜食。」

21 魏晉《名醫別錄》「薏苡人」條下云：「除筋骨邪氣不仁，利腸胃，消水腫，令人能食。」又明．李時珍《本草綱目》「薏苡仁」條下附方「薏苡仁粥」引《食醫心鏡》云：「治久風濕痹，補正氣，利腸胃，消水腫，除胸中邪氣，治筋脉拘攣。薏苡仁為末，同粳米煮粥，日日食之，良。」

陰陽之義	辛甘發散爲陽、淡味滲泄爲陽			酸苦涌泄爲陰、鹹味涌泄爲陰		
升降浮沉之義	氣厚者浮而長	氣薄者降而收		味薄者升而生	味平者化而成	味厚者沉而藏
	凡藥辛甘無降			鹹無升		
五味之用（主治）	甘者能補能和能緩	辛者能散能潤能橫行	淡者能利竅能滲泄	酸者能濇能收	苦者能瀉能燥能堅	味厚者沉而藏
五味之義（場域）	甘屬土入脾	辛屬金入肺		酸屬木入肝	苦屬火入心	鹹屬水入腎
五色之義（場域）	黃屬土入脾	白屬金入肺		青屬木入肝	赤屬火入心	黑屬水入腎
諸藥入經之分布	凡藥色黃味甘氣香性屬土者皆入足太陰脾、足陽明胃經	色白味辛氣腥性屬金者皆入手太陰肺、手陽明大腸經		色青味酸氣燥性屬木者皆入足厥陰肝（入血分者併入手厥陰心包）、足少陽膽經	色赤味苦氣焦性屬火者皆入手少陰心、手太陽小腸經	色黑味鹹氣腐性屬水者皆入足少陰腎、足太陽膀胱經

到好處地使用，都不能過服。

除了味道，本草的顏色也有相當程度的對應，什麼顏色的藥就進入哪個臟腑：青色入肝、赤色入心、黃色入脾胃、白色入肺、黑色入腎。這樣一種對應關係其實也符合傳統東方很重要的思維：「同聲相應，同氣相求」。

我想說到這裡，大家對於陰陽跟五行在本草學中的應用已經很熟悉了，我們整理成表格給大家複習一下。

本草應用的特色：因形相類，因性相從

最後要介紹的是本草學中陰陽五行理論究竟具備什麼樣的特色。

第一個要說的是方才已經帶出的，在《周易．乾九五．文言》提到：「同聲相應，同氣相求」，我覺得這是東方思維非常重要的認識世界的原則。因此會看到什麼樣的味道進入哪裡、什麼樣的顏色進入哪裡，這樣一種在經驗現象多半如此的原則。而除了剛剛講的味道、顏色之外，還有《增補本草備要．藥性總義》提到的「因形相類」、「因性相從」。「因性相從」就舉「參」來當例子。

疾病。[25]蟬的聲音很清亮，所以因為外感而失掉聲音的人也可以吃蟬蛻。最有意思的療效是小兒夜啼，小孩半夜哇哇哭不睡覺。據說因為蟬只有白天鳴叫，晚上是安靜的，所以小孩吃了蟬蛻之後晚上就不哭了。[26]上述這些藥材都是直到今日在臨床還頻繁使用並見功效的，所以傳統醫學講的「因性相從」，好像還真的是蠻普遍的經驗現象。

接著聊聊「因形相類」，好多藥材的形狀和某個臟腑相似，吃下去之後恰好作用在這個部位。比方連翹的功用在解毒，它的形狀很像心，果然就是進入手少陰心經、厥陰心包經。而蔥白因為中空就入肺。而杜仲，因為皮中有絲、有筋骨相著之象，所以是作用在筋骨的。

再談「各從其類」。常聽人說：「吃肝補肝，吃肚補肚。」這種民間養生療法也有其來由。看看傳統醫學講述當歸的例子，本草典籍中記載「治上當用頭」，這裡的「上」包括上焦或者頭部，如果是要治療上部，就用當歸頭；「治中當用身」，如果要治療中焦、身體中段，就用當歸身；「治下當用尾」，如果要治療下焦或身體的下部，就用當歸尾；「通治則全用」，那如果全身都要補血，那就頭、身、尾全用了。[27]

再拿豬當例子，本草典籍說如果要補心，可以用豬心來做藥膳；補肝血可以用豬肝；補肺可以用豬肺；治療胃腸可以用豬肚；要作用在腸也可以用豬腸；想入腎可以用腰子。[28]但並不是所有豬的部位都是吃什麼補什麼，比方說豬腳就不是補人腳的，而是可以通乳汁。[29]所以你會發現所謂的「因形相類」並不是傳統醫家牽強附會的說法，一定是在經驗現象的臨床真有其效，才會被記錄在歷史悠久的本草傳統裡面。

最後為這堂課做個總結。本草學的陰陽五行理論並不是把傳統的陰陽五行機械地套用在本草之上，而是陰陽五行理論跟本草經驗的雙向循環，對經驗現象裡的萬事萬物、食材、藥材形成更新的、更周密的認知與理解。這種對經驗現象、事物不斷地深入了解，又可以回頭讓陰陽五行的理論更推擴、縝密而充實，讓我們更能憑藉它來包容對眾多事物的認知與詮釋。

本草學中陰陽五行理論的意義，不只是一種認識事物、對事物進行分類的詮釋模式，還幫助我們在整體中認識局部的獨特意涵，並且對於本草生存的自然環境、煉製環境、進入人體的環境，不斷進行互動地、有機地、整全地、動態性地理解。使得認識本草、認識自然與認識人

25 明．李時珍《本草綱目》「蟬蛻」條下曰：「大抵治臟腑經絡，當用蟬身；治皮膚瘡瘍風熱，當用蟬蛻，各從其類也。」

26 明．李時珍《本草綱目》「蟬蛻」條下云：「主啞病、夜啼者，取其晝鳴而夜息也。」

27 明．李時珍《本草綱目》「當歸根」條下云：「凡物之根，身半已上，氣脈上行，法乎天；身半已下，氣脈下行，法乎地。人身法象天地，則治上當用頭，治中當用身，治下當用尾，通治則全用，乃一定之理也。」

28 清．汪昂《本草備要》「豬」條下云：「心血用作補心藥之嚮導，蓋取心歸心，以血導血之意。」、「肝主藏血，補血藥多用之，入肝明目。肺補肺，治肺虛咳嗽。肚入胃健脾。腎鹹冷而通腎，治腰痛耳聾。腸入大腸，治腸風血痢。」

29 清．汪昂《本草備要》「豬」條下云：「豬蹄煮湯，通乳汁，洗敗瘡。」

你的腳踝是完全放鬆的，好像這條腿不存在，如空氣一般。如果有重量，那應該就是像衛生紙一樣的重量了。這就是虛實步，在你起腳到落地之前所謂的「虛腳」。

我們在一開始談虛實步預備式的時候說，兩腳平行，與肩同寬。而這兩條平行線在走虛實步的時候，你就想像它往前不斷地延伸。你的右腳，當它變成實腳的時候，一定落在平行線右邊的這條線上。而你的左腳，當它變成實腳的時候，永遠落在左邊的這條平行線上。也許你會想問，當我們從虛腳變成實腳，然後實腳又變成虛腳，當它變成虛腳的時候，要怎麼擺放呢？你不要管，你只管放鬆，放鬆你的髖、你的膝蓋、你的踝關節，它自然地跑到哪就跑到哪，因爲它放鬆了，就不可能像冰棍一樣直直往前走。行進時，虛腳就會靠近實腳一點，然後實腳出去了，虛腳又靠近實腳一點，這個位置順其自然就可以了，因爲我一旦說明了，你反而有意識地動作，那就不放鬆了。

接著，我們說走虛實步用什麼心情來走呢？最好用散步或者郊遊的心情，是非常放鬆、非常安定的。就我個人的經驗，我覺得我依然算是初學者，必須全神貫注在虛腳的徹底放鬆，以及實腳的腳跟先著地，但又不去出力，像貓咪一樣，落地之後輕輕把腳掌貼平。所以我是專注的，是全神貫注的，而我的上身就維持「緣督以爲經」的狀態。

至於我眼睛看哪？在一開始初學的時候，可能我的注意力是放在腳往前踩兩三步的地方。這很像我們第二章談神凝的時候，我們說走路怎麼神凝呢？也是注意力看著兩三步遠的地方。等到你非常熟悉了，你可能可以讓你的眼神一樣在張著眼睛的情況下，關注你的眉心、膻中，或者丹田。

接著要講虛實步的重點，重中之重，但不能勉強，順其自然，就是你在走的時候，重心是要往下移的，因此在膝蓋不覺吃力的情況下稍微彎曲，你整個身高好像一下減少了十公分一般。我在課堂教學生的時候，如果同學身高一六二，我會故意請一個身高一五二的同學在旁邊正常走路。他在走虛實步的時候，必須要維持頭頂跟對方一樣的高比方說我是三百步，那麼從第二天起，我走三百步的九折，也就是二七〇步就好。因爲我們追求的是放鬆，而不是受傷。等到二七〇步走了一段日子，因爲你的功力越來越進步了，所以覺得越來越輕鬆了。這時候你就再來一天，走到體力的極至，比方說是四百步，那麼在第二天，你就走四百步的九折，也就是三六〇步，依此類推，去找到最適合自己走的步數。

走虛實步是非常有成就感的事，你可以發現你的腳踝越來越有彈性，你的四肢越來越暖，最明顯的是你越來越不怕冷，這些進步是很讓人歡喜的。

在走虛實步的過程當中，除了剛剛說的，你永遠要知道你追求的是心身的放鬆。所以腳要抬多高多低，就看怎麼樣你覺得放鬆。而行走的速度要多快多慢，也是看什麼樣的速度你最有把握，你的雙腳能是虛實分明的。簡單說，虛腳的存在感越少越好，儘量不出力。這時候高度跟速度都不是最重要的了。

你說我多久走一次好呢？那就看你是想練成五百年才出一兩個人這樣的武林高手，還是你只是要保健。我覺得如果要保健的話，一天挑個一兩餐，走個十五分鐘以上，應該就頗見效了。

最後，我再嘮叨一些走虛實步的貼心小叮嚀。因爲我們受到醫道習慣訓練的影響，總希望腦子中必須記憶的東西越少越好，念頭越輕鬆、越簡短，甚至於沒有更好。所以我不希望我在走虛實步的過程中花很多的精力來數數。所以我的做法是買小時候玩的彈珠，一百顆也就夠了，再準備兩個碗。我把一百顆彈珠全部放進其中一個碗，我只要走一百步，就把一顆彈珠移到另一個碗，在我腦海中永遠只要從一算到一百，這樣是不是更輕鬆呢？

還有，可能有一天你能走更長的時間，到時候渴了、流汗了怎麼辦呢？你也可以把毛巾或者水放在走虛實步的沿途，等到你經過的時候，在身高不變的情況下，拿起毛巾擦一下再放回去，繼續前進。

然後再叮嚀一下，爲了維持「緣督以爲經」，我常常會在走虛實步的時候提醒自己量身高。假想自己正在量身高，就不會駝脖子、駝背，而是任督二脈打直，身體中心線垂直於天地之間的狀態了。當然下巴是微收的，不是往外抬的。如果是一個正常、放鬆、健康的身體，我想以上的敍述已經非常足夠了。

但如果你是一個手機族、電腦族，或是僵硬一族，你可以先放鬆你的肩膀，再開始走虛實步。這時候你可以從事《穴道導引》裡面的「拉開天井」、「心肺小圈」、「心肺大圈」、「上接天根」，先做這幾式，把肩膀放鬆了再開始走效果更好。我在課堂上會教同學放鬆肩膀的小動作，比方說，先把你兩個肩膀的肩峰往內收緊，然後往上收緊，然後往外，然後再回到原來的位置，用非常簡單的方式去放鬆你的肩膀，接著再開始走，可能會容易很多。

當然，虛實步本來的用意是要放鬆你的腰胯，因爲在追求放鬆的過程當中，腰胯要放鬆是比較困難的。虛實步可以比較容易地幫你完成這項目標。你也會發現，當天氣轉冷、轉涼，如果一早你走過虛實步，或者早餐後你走過，你會非常訝異，你會想脫掉你的外套、脫掉你的毛衣，甚至於你穿著夏衫就可以出門了。所以顯見虛實步對於眞陽之氣的陶養是大有助益的。

而我個人有一個小小的經驗，可能在我放假大吃大喝後，發現兩週後就要拍片了，我那兩週就比較勤於走虛實步。兩週後，在一樣的飲食情況下，體重雖然完全相同，但居然多了二公斤的肌肉、減少二公斤的脂肪。我想這就是虛實步，在放鬆腰胯、積累眞陽之氣之餘，水到渠成的小收獲了。

各位同學，學會虛實步之後，你可以規劃你的虛實步要記錄在私人筆記、行事曆或《小步走》欄位中。比方《小步走》有一個拿著啞鈴的欄位，倘你發現走虛實步，腳踝的力量、你的腳力將會快速地進步，所以你可以把它記錄在這裏。虛實步同時可以增加肌肉量、減少脂肪，所以你也可以把它記錄在《小步走》中「讓腰變瘦」的欄位。

總之，很希望從今天起，虛實步就變成你的行事曆中對自己海誓山盟

第八章

活出醫道習慣的儀式風景

各位同學，《醫道習慣》的第一章，我們說過莊子教我們怎麼樣駕馭自己的心。第二章，詳實具體地引領我們怎麼凝神、怎麼解愛、如何透過凝神的操練讓自己做到在波瀾萬丈的情感關係中，能夠深情而不陷溺於情。第三章，我們學會在走、坐、臥、躺中放鬆周身，樹立身體中軸。第四章，我們理解了古代的詩人還有醫家，是怎麼樣將周身輕靈、全身放鬆，落實於生活的具體細節。第五、第六章，我們學習從氣色和把脈來診斷自己的醫道習慣實踐得如何。第七章，我們學會把中醫知識帶進日常生活飲食，藉此愛養自我身體。接著，這一章我們要談的是如何在你我居住的城市裡活出以上這些「醫道習慣」的儀式風景。

為了解說方便，我以我居住的臺北供您參考。

比方說，對於冬天裡邊最陰寒濕冷的雨天，你會因為學過「醫道習慣」課程而有完全不同的感應和心情。你會很感謝這個陰寒濕冷的城市給你的溫柔提醒：該「冬鍊九九」了。什麼叫「九九」？就是冬至開始的九十九天，你要時間加倍、用心加倍地明亮靜定澄明自己的心，再透過我們已經學過的太極拳起勢、「虛實步」，以及「穴道導引」的鍛鍊，不斷地積累擴充，足以抵抗陰濕寒冷的真陽之氣。「醫道習慣」不只可以是我們跟外在世界包括異常的天候、世態炎涼、人情冷暖的有感有應，也可以成為一股帶領你我不斷向上提升的力量。

不曉得有多少人以為，哲學思想或被哲學思想引領的價值觀，以及養成醫道習慣等等這些並不是人類生活所必需。但是哲學思想，還有被哲學思想牽動的價值觀，以及養成醫道習慣，卻又可以這麼深刻地影響我們的生活，甚至存活。

人啊，終究是得要活著才能擁有其他，可是我們卻常常因為外面的其他、太在意這些其他，有意無意之間，可能把能安然活著的根本給掏空了，就像十六年前的我一樣。

究竟我們的生命要如何才能在自我居住的城市理想運轉？如何養成醫道習慣，過著醫家真人或道家莊子般地逍遙生活？在這之前，我必須先介紹一下過去我講得不夠充分的我自己，到底有沒有讓醫道習慣、醫道思想、醫道價值引領我。

我是臺北市民，從小生活在大臺北城裡。二〇〇七年的冬天，癌症第三期，惡性腫瘤九公分，治療不到五個月，在痛定思痛的身心改革下，我無須進入最後，西醫師本來規劃好的第二個療程之後的駭人手術。腫瘤不是割除，卻已消失。長庚醫院放射腫瘤科主任洪志宏醫師對我說：「蔡老師，妳的病真的不是我醫好的，這是上帝的賜予，是醫學的奇蹟。」同在長庚醫院任職的曾醫師告訴我：「別聽他的，妳的抗癌成功是源自西醫師的化療、電療，尤其加上妳自己不可思議的驚人努力。」

是什麼努力呢？

當重大傷病迎面而來，卑微的我，究竟要憑藉什麼來努力？

我曾經用生病以前的二十年，加上生病以後十幾年的學術生命，研究傳統醫道經典所提供你我生命，包括心、身、情、食、寢，可以循之而行的軌道。

《老子．七十六章》曾說：「人之生也柔弱，其死也堅強……故堅強者死之徒，柔弱者生之徒。」一人活著的時候，身體鬆柔有彈性，死後會漸趨僵硬。鬆柔有彈性才是活路，漸趨僵硬便是向死之途。於是，在「醫道習慣」課程裡，我們讓肌肉、筋骨、筋膜遠離僵硬糾結，日益鬆柔靈活、有彈性。心情越來越好，越來越空明靜定。只要我們能天天、月月、年年，在養成醫道習慣的路上可以非常輕鬆，像是自動化一樣地逐日走向鬆柔的方向。

於是我近年思考的是，究竟如何在臺北，尤其是忙碌的生活步調當中，過莊子的逍遙生活？如何把醫道經典所提供的心身軌道，像本能反應的舉手投足一般，真正體現在臺北城裡的起居日常？

歷劫歸來以後，開啟第二次的人生。我許下一個終身的願望，希望能在每時每刻學會陶養、愛惜自我生命。醫書跟《莊子》裡都告訴我們，生命裡唯一能永續的是心靈，當然也不能輕忽今生今世跟心靈密切相關，素來同步消長、共時進退的身體，我們就像擁抱生命中的摯愛一般好好照顧、疼惜自我的心靈與身體，讓身體也能持續走在醫道經典所提供的軌道上，就像走在星軌上的星星一樣，安然無恙、恆久閃亮。

在你居住的城市，或者我所居住的臺北城裡，可以過千百種不同的生活，也可以有百十種完全不同的價值。可如果你的追求跟莊子沒有什麼兩樣，想要每天都走在心情更安定、身體更輕鬆靈活的軌道上，而不希望因為在這座城市裡的外逐追求在意而逐漸掏空自我、殘破心情、損傷氣血、糾結筋膜、衰敗臟腑，更且希望發生在這座城市裡的情感能夠有愛而無傷，那麼學習傳統醫家與道家習慣的你我，可能可以很輕易地發現，這個我們所居住的城市或者鄉村還真是能適時地擁抱我們、支援我們。

以我居住的臺北城為例，臺北的山離我們特近，紗帽山、拇指山、福州山、仙跡岩、觀音山，有太多不到三十分鐘車程便可以抵達。大小公園、校園更是隨處可見，所以炎熱夏天的綠色廊道總在距離不遠的地方等著我們。像莊子一樣，「彷徨乎無為其側，逍遙乎寢臥其下」（〈逍遙遊〉），能自由自在地在樹邊嬉戲，或者什麼都不做也好，就在樹蔭下睡上一覺，輕鬆體現《莊子・逍遙遊》裡的逍遙。

這就是莊子的追求，返本全真。可很多時候，儒家並不允許這樣的追求，還記得「宰予晝寢」（《論語・公冶長》）嗎？只因為在白天睡覺就被孔子訓斥了一頓，這就是最好的例子。

最近有一位讀者告訴我，讀了《莊子・應帝王》的「為其妻爨」，這種返本全真的對家人的愛，於是開始為自己、為家人料理餐食，但不知道為什麼越做越生氣、越不安，心裡琢磨

其實我們真的可以這樣，疼惜照顧每一寸，與你同行今生的肌膚、筋膜、臟腑，恢復讓自己滿意的心情，隨時維持著輕鬆靈活的身體，讓心身就這樣走在軌道上。從此你生活的城市，不管風雨陰晴，都有光。即便在室內坐著，你也可以在保持頭跟胸口一定距離的情況下，讓自己是一朵盛開的太陽花，讓胸骨柄或膻中穴，好像是要不斷追隨太陽的花心，一次又一次用胸膛迎向陽光，彷彿就要展翅飛翔。你又可以是一株超級害羞的含羞草，時而弓起背脊低頭淺笑，收藏起原可以擁抱世界的四肢，這樣一放一收，可以讓你的脊椎保持一定程度的靈活。

然後坐在辦公室或教室的你，也應該不時感受一下：「我的燈泡是亮著的嗎，電力是充滿的嗎，坐在椅背上的兩片屁股，承受的力量是均等的嗎？」如果你說：「我沒有感受到臀部承受的力道。」那表示你的臀部可能在椅面扎根扎得不夠深。為什麼會扎根扎得不夠深呢？很可能是因為你的尾椎沒有直豎在椅面上，你的肚臍沒有往上提、胸骨柄沒有往上提、頭頸交接處的大椎穴也沒有往上提、頭頂百會穴也不夠往上提。你沒有讓自己的頸子像長頸鹿一樣那麼長，可以不斷地向天花板延伸，也沒有讓整顆頭顱像氣球一樣，好像不斷地要飄向天空。其實可以的，我們可以隨處留意著。

我們的人住在家裡，而家又住在臺北城裡。每一戶人家都構成了城市之所以為城市，既渺小又重要的部分。所以活在城市裡，每一次追求心身富足的生命儀式都將使我城擁有更美好的一齣城市風景。每個人都可以以一己的微小之力，實現或者證成那句流傳江湖已久的傳說：「城市最美的風景是，人。」

我所居住的臺北城，多半是一座可以幫人遮風避雨的城市，讓我想起東坡說：「莫聽穿林打葉聲，何妨吟嘯且徐行。」在臺北，即使你忘了帶傘，也可以輕易地走進雨天的騎樓，你可以選擇望向店家，繼續在雨中逛街，也可以選擇望向街心，欣賞雨中美景，就像東坡一樣吟嘯徐行。

沒錯，就是這樣，學莊子的你，在風雨中、在天地間，看不順眼的人事物會越來越少，能欣賞的人事物會越來越多。

等天晴了，沒帶傘的我可以不走騎樓，往外幾小步。臺北到處都是，彷彿為習武之人特別設計，做好練功標記的人行道。

十幾年前罹癌之後，治療歲月中的我聽說臺大數學系某黃姓教授兩年之內步行的路程，等同在地圖上從臺灣走到喜馬拉雅山距離的康復傳奇。從此每一天、每一晚，我刻意避開人潮，選擇離峰時間，在用餐時刻虛實分明十步、百步、千步、萬步地走回家。

各位已經學過彩蛋的「虛實步」課程，一定已經發現虛實分明跟虛實不分明，站起來走走，每個人都能輕易地感覺其間的巨大不同。走在臺北的人行道，你可以很容易地找到和自己的肩寬相應的線條，或大約相應的位置，然後也就試著讓自己的腳步落在跟肩寬相應的軌道上。想像自己的雙腳是踩踏在黏土上或蜂蜜裡，你的腳底像長根一樣地不斷往下探尋。

當身體越來越輕靈，你自然慢慢會感受到空氣的阻力，覺得空氣像水、像黏土、像蜂蜜一般。這不就是這個城市幫助你實踐莊子「緣督以為經」，脊椎打直；還有「天之生是使獨也」，重心在一隻腳，這些身體規範的配套措施嗎？而每一次落步，都像是有一條從丹田出發，連接身體與大腿的股骨大轉子，然後通達到腳底的氣根一般。這樣的中空連線，因為是「氣」根，所以在想像裡是虛空的。因為是氣「根」，所以到達腳底之後，還可以入土三分，不斷地向地心延展，直到通達地心。而在這個過程當中，你的身體是不斷往上提，越來越輕靈的。

當身體的感受越來越輕盈，越來越覺得輕鬆、靈活，身體的重心越來越下沉，下盤越來越穩固，所謂「身輕體重」，你的真陽之氣就在這樣的情況下，不斷地積累、增長，你的骨髓密度越來越高，雙腳也逐漸像人行道邊的路樹，扎根越來越深了。

當然，在城市裡，我們也會遇到難免的磨難，還有些刁難，比方說塞車；比方說巷弄裡的咖啡店，入夜了忽然間開始搬動桌椅，打掃桌面乒乒乓乓；然後忽然間冒出一個路人甲不開心，路人乙怎麼騎著腳踏車在街道上餵貓飼料，害得到處都是野貓，就這樣路人甲跟乙就在你家門口不遠處開打了起來。

這時候，實踐醫道習慣的你，忽然間從天外飛來這樣一個不得已的情境，就給了你可以鍛鍊片刻的儀式感。我們剛好可以拿來做一下莊子的「神凝」，練練幾式穴道導引。不用多久，你發現這些災難，塞車有紅綠燈、有交通警察呢；有人打架，有協助家家戶戶解決問題的里長呢；或者有個聽到吵鬧聲已經很熱心幫您打了1999的熱心市民。就這麼自自然然地，為你在城市裡小而美的修鍊儀式畫下句點。

其實實踐醫道習慣，當鍊心、愛養心靈，變成生活裡主修的科目之一，那麼你的心慢慢就會學會駕馭低潮、克服逆境，而且把它當成一件很教人歡喜滿足的事，幫你琢磨鍊就這把心靈之刀的意外情境，也就變得讓你覺得感恩、覺得歡喜了。

在臺北，不能不談吃。《莊子》中教我們印象特深刻的一位男子，不就是列子嗎？列子在那個時代，原本應該也是一個「遠庖廚」的大男人，可是修行三年之後，他能達到「為其妻爨」的美麗境界，成為一位甘心為妻子劈柴、燒菜、做飯的美好伴侶。都說「想抓住男人的心，就要先抓住他的胃」，我想這用在女人身上也說得通吧，想必列子之妻也因為這樣更加深愛這位丈夫，這個迥異於儒家君子遠庖廚的可人丈夫。

可當我居住在充滿美食的臺北城，就像你有一位只要回家就能隨時提供美食的母親、丈夫、妻子或者情人，用非常簡便的方式，二十四小時不打烊地照顧你跟所愛的胃腸與味蕾。

當然，更重要的是時刻守護你的心情。在醫道經典裡，相較於守護愛情、親情、友情，更不可或缺的是守護心情，這是身為一個人的基本素養。當你不忘每一步都留幾分心思，往內觀照、觀看，專注於完成你的身體、你的「緣督以為經」、你的虛實分明，就在這當中，你會發現你的心情自然也就在身體每時每刻的修鍊儀式中被守護了。

不知道你是否跟我一樣深愛你所居住的這座城市？我住臺北，我挺愛臺北，我希望臺北能是一座世世代代都永續安居的城市。天上的星星為什麼能夠恆久閃亮？因為它走在軌道上呀。一座城市能永續美好，是因為天空依舊很藍、很清新，是因為環抱城市的山林依舊蓊鬱，還沒有被山老鼠濫伐，而城市裡的物質文明還沒給往來這裡的人們造成心身太大的殘害與毀損。

這幾年疫情的傳播鏈、戰火的消息，世事依然難以盡如人意。可是住在這座城市中的你我，儘管可能沒有能力操控外在世界，但至少我們都可以盡其所能地讓自我的心靈與身體走在足以安然無恙，甚至越發光明的軌道上。走在軌道上，讓心身都走在軌道上，真是一件很舒服的事。就像你滑冰，但不會摔倒；騎腳踏車，也沒有翻到輪下被碾壓。你和疾病、疲累都一路保持相當的距離，也因此你才能一路微笑地欣賞冰雪美景、沿途風光。

就開始囉，相信你已經開始了。最遲，我希望翻過這一頁，你就能開始。讓我們把生活縫隙中所有瑣碎的無聊時光都轉化成放鬆周身糾結的大好時刻！

春天來的時候，記得讓生命回春喔。秋天來的時候，你的心情體況要好好檢核一下，是否也有所收成。夏天是真陽之氣最容易增長的季節，一定要記得把握，加倍鍊功、加倍用心。而冬天來的時候，記得導引你的脊椎，讓脊椎好像感受有夏天的陽光打在背上的舒適感，同時也要呵護四肢，讓它因為有導引而溫暖整個寒冬。

你真想改變這座城市，一定得從樹立自己開始。畢竟一個還沒辦法立定腳跟站穩的人，要怎麼樣改變你所居住的城市呢？如果你想深愛一個人，也要能從真愛自己開始。或者，你想讓一個人真愛上你最好的方式，就是先珍愛自己的生活。珍愛自己的生活，就從臉上最美的微笑開始。

道家要我們「舌抵上顎」，心理學家說：不是你心情好，所以笑了，是因為你笑了，所以你心情好。有關於舌抵上顎的科學研究，英國牙醫約翰·梅夫（John Mew）說過，只要舌抵上顎、閉上嘴唇、牙齒輕觸，就可以擴展牙弓、矯正臉型。為什麼呢？因為舌頭是臉部相對強壯能出力的肌肉，它會給予上顎很大的壓力，因此牙弓就會擴張，牙齒自然就長得更正更直。相反地，如果不養成舌抵上顎的習慣的話，你沒有對上顎的牙弓出力，牙弓無從擴展就會變窄，牙齒就因此變得往內擠，歪七扭八。

另外，研究者過去還對恆河猴特別做了研究。[1]這些猴子平常完全遵守道家規矩，牠們用鼻子呼吸、嘴巴閉上、舌貼上顎，這些猴兒的牙齒長得又正又直。可是科學家故意用矽膠塞堵住恆河猴的鼻子，強迫牠們張嘴呼吸，這下舌頭就不能抵住上顎了。大家可以看圖A，猴子的舌頭兩側會留有嘴巴呼吸的通道。這些被迫用嘴巴呼吸，不能舌抵上顎的猴子，牙齒因此變得又歪又醜，大家可以看圖B、圖C，口腔就有咬合不正的現象。

所以，你想調整臉型，讓自己擁有最美的微笑，同時搭鵲橋，長養精液嗎？你可以從「舌抵上顎」開始。

「醫道習慣」的課程，讓我們做到周身輕靈。我們在《傷寒論》裡學習過，「身重」是一種異常的疾病徵候。相對於生病的沉重之感，身體恢復正常以後，就不應該覺得沉重了。當你不斷地讓心身更加輕鬆靈活，心不糾結了、身體不沉重了，你就遠離疾病變成正常人了。還有下一步，你可以變得更輕靈，變成賢人、聖人、至人、真人。天天往前走，更上層樓。

各位，希望讀完這本書、學了這門課程的你已經開始了，開始踏上告別病人，甚至於平

1 詳參Egil P. Harvold, Britta S. Tomer, Karin Vargervik, and George Chierici, "Primate experiments on oral respiration," in American Journal of Orthodontics, Volume 79, Number 4 (1981 Apr), pp.359-372.

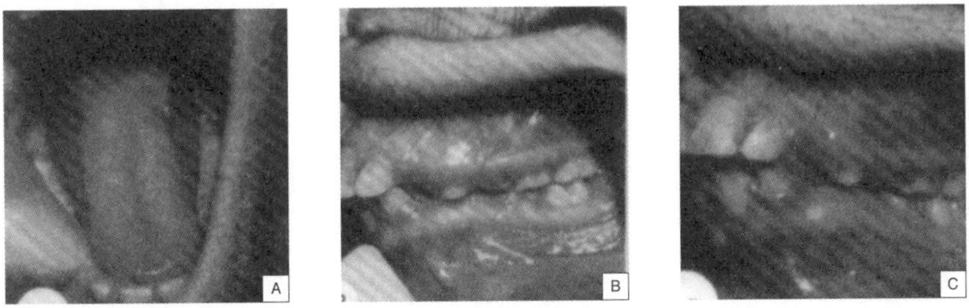
A
B
C

人的身分，開始走向更輕靈的賢、聖、至、真人。千萬不要覺得醫道兩家的體道者境界離你好遠，或者毫不相干。只要你還記得每天進步百分之一，一年後就有今天三十七、八倍的輕靈。只要你還沒有忘記，我們真正需要的，我們要追求的，真的不是收入，而是生活。只要你看清，金錢從來不是幸福的終極貨幣。

相映於城市的美麗星空，果真，我們都是散落在城中的星子。那麼，你是否跟我一樣，想走在愛養心靈與身體的輕鬆軌道上？願這顆寄生在你所生存城市裡的星星，也是屬於城市一個小小部分的我，有生之年，能夠像天上的星星一樣閃亮。你隨時有一枚，所居城市最美的月亮，在那頭提醒你：「緣督以為經。」也因此，儘管這個世界在風裡、在雨裡、在疫情裡、在戰爭裡，隨時隨處的每一齣，其實都是能夠讓你的心情體況可以不斷升進，可以一直微笑勇邁前行的大好風景。

這些值得我們珍惜的，各位切莫辜負了，同樣走在星軌上的你我，如果有夠長的緣分能夠偕行的話，定然得以遇見更好的彼此。

各位同學，「醫道習慣」的課程就在這裡結束了。你是否因為這樣的學習，讓自己的心情、身體、用情還有飲食跟睡眠都非常自動化地維持在比較理想的狀態呢？不管你現在幾歲，有了這樣的學習和實踐，都可以讓心更加輕鬆靈活，讓身體也更加輕鬆靈活，讓用情越來越能愛而無傷。

當你真的能夠用最小的負擔、養成這些最好的習慣、過最自在的生活，你會發現不管外在局勢還有世界怎麼變化，在順境或逆境裡，你的幸福感隨處、隨時都在。祝願我們都能擁有更好的城市風景，更好的我們。希望你所居住的城市從此也成為你鍾鍊並且滋養心情體況的超級戰友、最佳裝備。

CARE79

醫道習慣

心、身、情、食、寢，習慣成自然

作者／蔡璧名
圖表提供／蔡璧名
主編／郝建良
編輯／吳幸倫、劉孝聖
協力編輯／謝翠鈺
行銷企劃／陳玟利
視覺設計／楊啟巽工作室

董事長／趙政岷
出版者／時報文化出版企業股份有限公司
一〇八〇一九台北市和平西路三段二四〇號七樓
發行專線／（〇二）二三〇六六八四二
讀者服務專線／〇八〇〇二三一七〇五
（〇二）二三〇四七一〇三
讀者服務傳真／（〇二）二三〇四六八五八
郵撥／一九三四四七二四時報文化出版公司
信箱／一〇八九九台北華江橋郵局第九九信箱
時報悅讀網／http://www.readingtimes.com.tw
法律顧問／理律法律事務所 陳長文律師、李念祖律師
印刷／勁達印刷有限公司
一版一刷／二〇二三年九月十五日
一版四刷／二〇二四年八月九日
定價／新台幣五八〇元（缺頁或破損的書，請寄回更換）
ISBN 978-626-374-231-4 Printed in Taiwan

時報文化出版公司成立於一九七五年，
一九九九年股票上櫃公開發行，二〇〇八年脫離中時集團非屬旺中，
以「尊重智慧與創意的文化事業」為信念。

醫道習慣：心、身、情、食、寢，習慣成自然／蔡璧名作. -- 一版. -- 臺北市：時報文化出版企業股份有限公司, 2023.09　面；　公分. -- (CARE；79)ISBN 978-626-374-231-4(平裝)1.CST: 中醫 2.CST: 健康法　413　112013071

醫道習慣

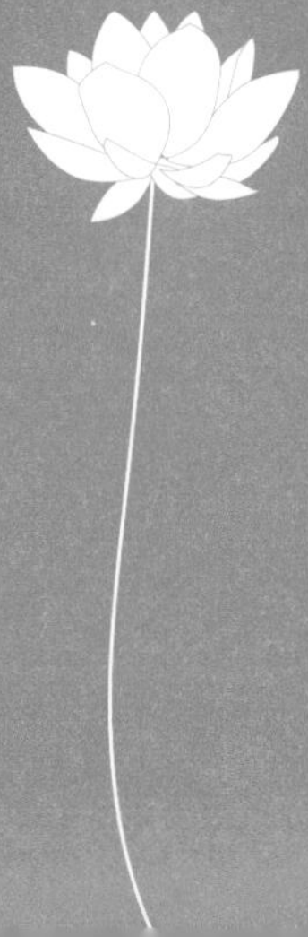

醫道習慣

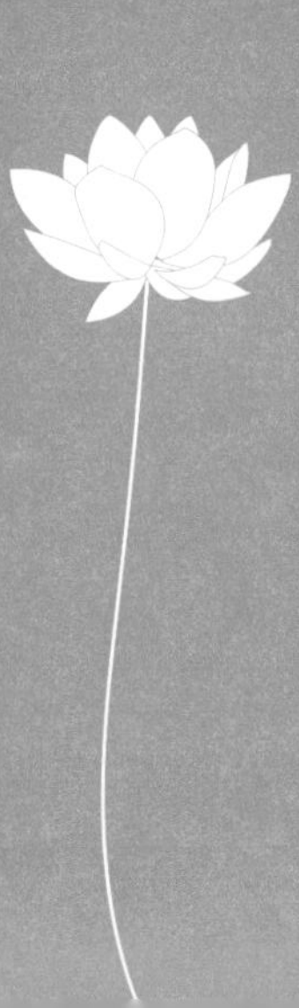